中医经典白话图解

扁鹊心书

白话图解

刘从明 编著

金盾出版社

JINDUN PUBLISHING HOUSE

图书在版编目（CIP）数据

扁鹊心书白话图解 / 刘从明编著 . -- 北京 : 金盾出版社 , 2024.2
（中医经典白话图解）
ISBN 978-7-5186-1667-1

Ⅰ . ①扁… Ⅱ . ①刘… Ⅲ . ①中医学 - 中国 - 南宋Ⅳ . ① R2

中国国家版本馆 CIP 数据核字 (2024) 第 030270 号

扁鹊心书白话图解
BIAN QUE XIN SHU BAI HUA TU JIE

刘从明　编著

出版发行：金盾出版社	开　　本：710mm×1000mm　　1/16
地　　址：北京市丰台区晓月中路 29 号	印　　张：14
邮政编码：100165	字　　数：150 千字
电　　话：（010）68276683	版　　次：2024 年 2 月第 1 版
（010）68214039	印　　次：2024 年 2 月第 1 次印刷
印刷装订：河北文盛印刷有限公司	印　　数：1 ~ 5 000 册
经　　销：新华书店	定　　价：66.00 元

前　言

　　《扁鹊心书》托名扁鹊所传，系宋代窦材辑于1146年，其后清代胡珏参论，王琦刊刻行世。全书分上、中、下三卷，另有《神方》一卷。上卷论经络、灸法，中卷分述伤寒诸症、杂病和灸穴，下卷载内科杂病，《神方》一卷列方药主治及用法。窦氏临证多灸药并用，且较多地使用了灸法，即使危重病也常用之。窦氏用灸的适应证广泛，内、外、妇、儿皆有涉及。该书可谓是一部灸法专书，对后世有很大的影响。

　　作为学习灸法的一本好书，《扁鹊心书》备受历代医家推崇，至今仍有不可替代的理论意义和临床价值。但是由于书中古词、术语较多，对于现代读者，尤其是初学中医的人来说，有些内容是比较难以理解的。为此，本书取其精华，希望能帮助读者以最有效率的方式学习《扁鹊心书》的内容。

　　本书体例分为"原文""白话译文""注释+解读"三部分内容。"原文"部分以湖南图书馆馆藏的清乾隆三十年（1765年）刻本为底本，以浙江图书馆馆藏的清乾隆三十二年宝笏楼刻本《医林指月》丛刊（简称"宝笏楼刻本"）为主校本，并参考其他相关文献勘校注释编写而成。"白话译文"部分将原文翻译成现代读者容易理解的白话文，力求文字简洁，严谨易懂。"注释+解读"部分对难理解的字及有深刻内涵的经文进行字义、读音解读，力求详尽准确。为了使广大读者更好地理解这部医学经典，本书还结合生命科学、养生理论和中国传统文化，对其中的医学思想采用图解和表格的形式进行了全面、系统的诠释。

鉴于作者水平有限，书中可能存在疏漏、谬误、欠妥之处，恳请读者提出宝贵意见，以便再版时修正。

刘从明

目 录

卷下

神方

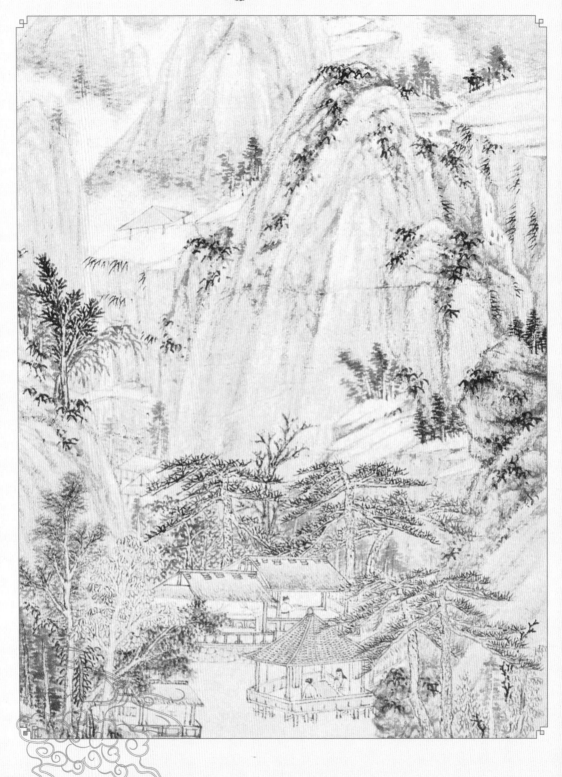

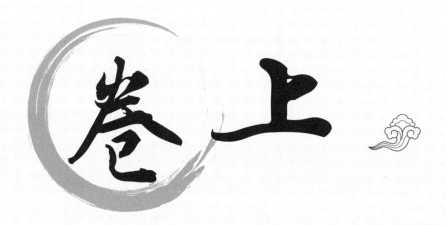

卷上

名家带你读

　　本卷论述了临床诊治的原则，指出医生通晓经络及正确使用艾灸的重要性，在治法上强调扶阳，禁用寒凉之剂，介绍了"黄帝灸法""扁鹊灸法"和"窦材灸法"。

当明经络

🌀 谚云："学医不知经络，开口动手便错。"盖经络不明，无以识病证之根源，究阴阳之传变。如伤寒三阴三阳，皆有部署，百病十二经脉可定死生。既讲明其经络，然后用药径达其处，方能奏效。昔人望而知病者，不过熟其经络故也。俗传遇长桑居，授以怀中药，饮以上池之水，能洞见脏腑，此虚言耳。今人不明经络，止读药性病机，故无能别病所在。漫将药试，偶对稍愈，便尔居功，况亦未必全愈；若一不对，反生他病，此皆不知经络故也。近世时医失口，言经络部位乃外科治毒要法，方脉何藉于此。嗟嗟！经络不明，何以知阴阳之交接，脏腑之递更，疾病情因从何审察？夫经络为识病之要道，尚不肯讲求，焉望其宗主《内经》，研究《伤寒》，识血气之生始，知荣卫之循行。阴阳根中根外之理不明，神机或出或入之道不识，师徒授受唯一《明医指掌》《药性歌括》，以为熟此尽可通行，用药误人全然不辨。或遇明医，枝梧扯拽，更将时事俗情乱其理谈，

经络：即经脉和络脉的总称，是人体运行气血、联系脏腑和体表，以及全身各部的通道。

荣卫：营气和卫气的合称。两气同出一源，皆水谷精气所化生。营行脉中，具有营养周身作用；卫行脉外，具有捍卫躯体的功能。

✏️ 读书笔记

常恐露出马脚，唯一周旋承奉。彼明理人焉肯作恶，只得挽回数言，以盖其误。如此时医，诚为可耻。

营气的循行

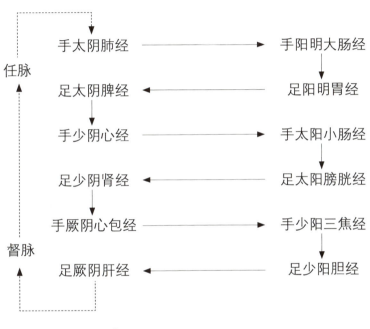

任脉

督脉

手太阴肺经 ⟶ 手阳明大肠经

足太阴脾经 ⟵ 足阳明胃经

手少阴心经 ⟶ 手太阳小肠经

足少阴肾经 ⟵ 足太阳膀胱经

手厥阴心包经 ⟶ 手少阳三焦经

足厥阴肝经 ⟵ 足少阳胆经

【白话译文】

中医谚语说："学医不知经络，开口动手便错。"由于不了解人体经络循行分布的规律，也就无法辨识疾病与证候的根源，研究阴阳的传变规律。如伤寒所划分的三阴三阳，各有其位置分布，十二经脉的正常与否，决定了人的生与死。首先，必须清楚经络如何分布，然后直接对症用药，才能起到作用。前人扁鹊之所以能够通过望诊就可诊断患者的疾病，就是通晓经络的缘故。据说，扁鹊曾遇

读书笔记

到战国的神医长桑居，长桑居向扁鹊传授了秘方，并教他要用竹木上的雨露服药，因此扁鹊就能够看透五脏六腑，但这只是传说而已。今天的医生，不懂经络，止于药性和病机，而不深究本源，所以无法判断病根。盲目地尝试各种药物，如果对症，患者病情略微好转，便自以为是，何况可能无法完全治愈。如果不对症，反而引起其他疾病，这些都是不懂得经络的缘故。现在有医生提出了错误的观点：经络部位是外科治疗痈肿疮毒的关键。处方和脉诊为何要借助经络呢？唉！不了解经络，怎么了解阴阳的相互转化、脏腑的传递更始，如何审察从而知道疾病的病情与病因？经络是鉴别疾病的重要依据，如果不认真钻研，又怎能使医生遵循《黄帝内经》的宗旨，研究《伤寒论》的理论，识别血气生化的来源，知道荣气和卫气的循行分布呢？医生不懂阴阳的根源，也不了解神机出入的过程，师傅传授给徒弟的只有《明医指掌》和《药性歌括》，觉得将这两本书掌握了，就能够治愈所有的疾病，用错药耽误了患者也不会去分析。有时遇到高明的医生，东拉西扯，甚至在谈论中加入世俗的道理，常会害怕担心暴露自己的错误，就只能与对方周旋奉承。然而明事理的人怎么会揭发别人的错误，唯有顺着对方的意思说几句话，来掩饰对方的过错。这样的医生，实在可耻。

人体经络系统

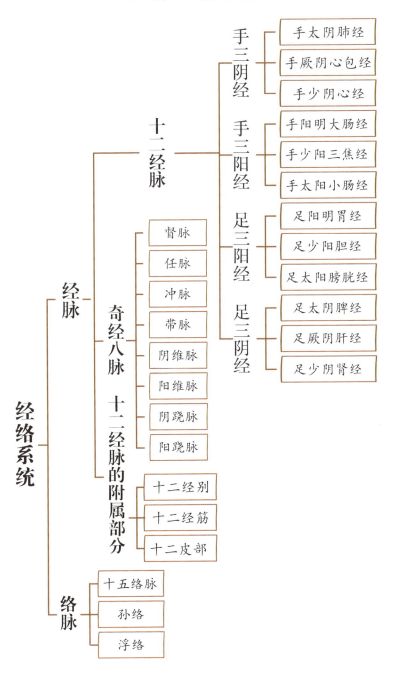

```
经络系统 ┬ 经脉 ┬ 十二经脉 ┬ 手三阴经 ┬ 手太阴肺经
        │      │          │          ├ 手厥阴心包经
        │      │          │          └ 手少阴心经
        │      │          ├ 手三阳经 ┬ 手阳明大肠经
        │      │          │          ├ 手少阳三焦经
        │      │          │          └ 手太阳小肠经
        │      │          ├ 足三阳经 ┬ 足阳明胃经
        │      │          │          ├ 足少阳胆经
        │      │          │          └ 足太阳膀胱经
        │      │          └ 足三阴经 ┬ 足太阴脾经
        │      │                     ├ 足厥阴肝经
        │      │                     └ 足少阴肾经
        │      ├ 奇经八脉 ┬ 督脉
        │      │          ├ 任脉
        │      │          ├ 冲脉
        │      │          ├ 带脉
        │      │          ├ 阴维脉
        │      │          ├ 阳维脉
        │      │          ├ 阴跷脉
        │      │          └ 阳跷脉
        │      └ 十二经脉的附属部分 ┬ 十二经别
        │                          ├ 十二经筋
        │                          └ 十二皮部
        └ 络脉 ┬ 十五络脉
               ├ 孙络
               └ 浮络
```

须识扶阳

道家以消尽阴翳，炼就纯阳，方得转凡成圣，霞举飞升。故云："阳精若壮千年寿，阴气如强必毙伤。"又云："阴气未消终是死，阳精若在必长生。"故为医者，要知保扶阳气为本。人至晚年阳气衰，故手足不暖，下元虚惫，动作艰难。盖人有一息气在则不死，气者阳所生也，故阳气尽必死。人于无病时，常灸关元、气海、命关、中脘（wǎn），更服保元丹、保命延寿丹，虽未得长生，亦可保百余年寿矣。今人只是爱趋死路，动云：我有火病，难服热药。所延之医，悉皆趋承附和，不言上焦有火，即云中、下积热，及至委顿，亦不知变迁。或遇明眼之医，略启扶阳之论，不觉彼此摇头，左右顾盼，不待书方，而已有不服之意矣。生今之世，思欲展抱负，施姜附尚且难入，而丹药、灼艾之说，断乎其不可行也。

【白话译文】

道家的观点是祛去阴寒，修炼成纯阳之体，凡人就能

下元虚惫：为中医症候名，又称命门火衰、肾阳衰微、肾阳虚衰、真元下虚，即肾阴和肾阳相互依存。临床上可见下元虚冷的症候，如精神萎靡、腰膝酸软、畏寒肢冷、阳痿、滑精、小便清长或黎明泄泻、水肿，动则气喘，癃闭或夜尿频数，脉沉弱等。

命关：经外奇穴名。别名食窦。位于侧胸部，以中脘与乳头连线为一边，向外作一等边三角形，其外角是穴，左右计2穴。

上焦：是指脏腑三焦中的上部，从咽喉至胸膈部分。

修道成功，并能被云霞托举升入天界。因此，又说"如果阳精强盛就能有很长的寿命，如果阴气强盛必然有伤亡。"还有一个说法："如果阴气不能消除最终会走向死亡，如果阳精存在必然能够长寿。"所以行医者必须知道，保护和扶助阳气是人体生命的根本。人在老年时阳气衰弱，因此会感到手脚寒冷，肾脏衰退，从而使肾气不足，行动变得困难。人只要存在一丝气息，就不会死亡。气是阳精生化而成，一旦阳气耗尽，人的生命也随之结束。人在健康无病时，如果常艾灸关元、气海、命关、中脘等穴，并同时服用保元丹和保命延寿丹，即使不能长生不老，也可以使寿命过百岁。现在的人往往会趋附错误的治疗方法，动辄说："我有火病，所以不能服用热药。"延请的医生也都是顺着患者的说法，或者说是上焦有火，或者说是中、下焦有积热，待患者变得疲惫交困，医生也还是不知道转变思路。有时碰到高明的医生，刚说起扶阳的治疗方法，患者就忍不住摇头，迟疑不定，不等医生开出处方，就表达出不愿服用的想法。想要在当世推广扶阳的医学理论很难实施，因为将干姜、附子入药都很困难，更不用说丹药、艾灸之类的药物了。

读书笔记

关元

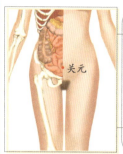

● 精准定位
在下腹部，脐中下3寸，前正中线上

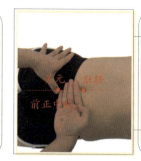

● 简便取穴
在下腹部，正中线上，肚脐中央向下4横指处即是

气海

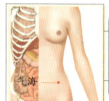

● 精准定位
在下腹部，脐中下1.5寸，前正中线上

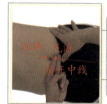

● 简便取穴
在下腹部，正中线上，肚脐中央向下2横指处即是

命关

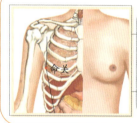

● 精准定位
在胸部，第5肋间隙，前正中线旁开6寸

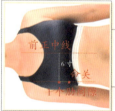

● 简便取穴
仰卧位，乳头旁开3横指，第5肋间隙处取穴

中脘

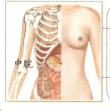

● 精准定位
在上腹部，脐中上4寸，前正中线上

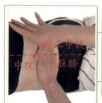

● 简便取穴
在上腹部，剑胸结合与脐中连线的中点

住世之法

绍兴间刘武军中步卒王超者，本太原人，后入重（zhòng）湖为盗，曾遇异人，授以黄白住世之法。年至九十，精彩腴润。辛卯年间，岳阳民家，多受其害，能日淫十女不衰。后被擒，临刑，监官问曰：汝有异术，信乎？曰：无也，唯火力耳。每夏秋之交，即灼关元千炷，久久不畏寒暑，累日不饥。至今脐下一块，如火之暖。岂不闻土成砖，木成炭，千年不朽，皆火之力也。死后，刑官令剖其腹之暖处，得一块非肉非骨，凝然如石，即艾火之效耳。故《素问》云：年四十，阳气衰，而起居乏；五十体重，耳目不聪明矣；六十阳气大衰，阴痿（wěi），九窍不利，上实下虚，涕泣皆出矣。夫人之真元乃一身之主宰，真气壮则人强，真气虚则人病，真气脱则人死。保命之法：灼艾第一，丹药第二，附子第三。人至三十，可三年一灸脐下三百壮；五十，可二年一灸脐下三百壮；六十，可一年一灸脐下三百

重湖：洞庭湖的别称，湖南洞庭湖南与青草湖相通，故称。

炷：量词，指一壮艾炷。

阴痿：病症名，出《灵枢·经脉》，指男子性功能衰败，阴茎不举的病症，又称阳痿。

读书笔记

壮，令人长生不老。余五十时，常灸关元五百壮，即服保命丹、延寿丹，渐至身体轻健，羡进饮食。六十三时，因忧怒，忽见死脉于左手寸部，十九动而一止，乃灸关元、命门各五百壮。五十日后，死脉不复见矣。每年常如此灸，遂得老年康健。乃为歌曰：一年辛苦唯三百，灸取关元功力多，健体轻身无病患，彭篯（jiǎn）寿算更如何。先生三法实为保命之要诀，然上策人多畏惧而不肯行；中策古今痛扫，视为险途；若下策用之早而得其当，亦可十救其五。予遵行历年，不无有效、有否。效则人云偶中，否则谗谤蜂起，此非姜附之过，乃予热肠之所招也。吾徒不可以此而退缩不前，视人之将死可救而莫之救也。

死脉：是在疾病危重期出现的无胃、无神、无根的脉象。是病邪深重，元气衰竭，胃气已败的征象。

彭篯：即彭祖，以长寿著称。

正常脉象的三大特点概述

特点	要点	临床意义
有胃	不疾不徐，和缓从容	反映脾胃功能旺盛，可判断疾病进退预后
有神	柔和有力，节律一致	反映机体血气充盈，心神健旺
有根	尺脉有力，沉取不绝	反映肾气充足

读书笔记

【白话译文】

南宋绍兴年间，刘武军中有一名步卒名叫王超，是山西太原人。后来，王超在洞庭湖做了强盗，偶遇一位异人，异人将延年益寿的方法教给了他。他在 90 岁时，依然精神奕奕，体态丰腴，皮肤滑润。辛卯年间，岳阳一带的很多人都遭到了他的迫害。他在一天之中与多名女子同房也不会感到疲惫。之后，王超被抓并被判处死刑。在行刑前，监斩官问："有人说你有神奇的法术，是真的吗？"王超回答："我没有什么法术，只有艾灸之法。当夏秋季节变换时，我就用艾炷灸关元穴数千壮。时间久了，就不再惧怕寒冷与酷热，连续几天不吃东西也不会感到饥饿。至今，我肚脐下丹田处像有一团火一样温暖。土烧成砖，木烧成炭，就可以千年不朽，都是火的作用。"王超死后，行刑官让人剖开他所说的脐下温暖处，取出一块非肉非骨，凝聚在一起像石头一样的东西，这就是长期艾灸的效果。因此，《素问》指出，人在 40 岁时，阳气衰退，身体精神会感到疲惫；到了 50 岁，会感到身体变得沉重，听力下降，眼睛昏蒙看不清；60 岁，阳气大为减弱，生殖器官萎缩，九窍不通利，出现胁痛、头眩、头痛、目赤、烦躁易怒等肝阳上亢的症候，及腰膝酸软无力、遗精等下虚证，鼻涕、眼泪不能自主。人体真元之气主宰人的生命，真气充实，生命力就旺盛；真气亏虚，人就虚弱患病；真气耗竭，生命就会停止。保命之法为艾灸第一，丹药第二，附子第三。

📝 读书笔记

人到了 30 岁，可每三年一灸脐下关元穴三百壮；到 50 岁，可每两年一灸脐下关元穴三百壮；到 60 岁，可每年一灸脐下关元穴三百壮；这样就能延年益寿，长生不老。我在 50 岁时，经常灸关元穴五百壮，同时服用保命丹、延寿丹，渐渐感到身体健康轻盈，饮食也增加了。63 岁时，由于焦虑和愤怒，左手寸部突然出现了死脉，脉搏跳动 19 次而歇止一次，我便艾灸关元穴、命门穴各五百壮。50 天后，死脉消失不见了。从那之后，我每年都会这样进行艾灸，在晚年也很健康。对此，我写了一首歌诀，歌诀的意思是每年辛苦艾灸三百壮，灸关元穴能起到很好的作用，身体健康，行动轻盈，不患疾病，这样比较下来，彭祖的寿命也不算什么了。先生说的三种方法的确是养生防病、延年益寿的关键，但是，人们对明智的办法却多会因为心内畏惧而不予使用；中等的方法从过去到现在都被视为危险和不可行而遭到排斥；最糟糕的方法，如果及时、恰当地使用运用，治愈率能达到一半。我行医多年，有治好的，也有没治好的。治疗效果好，人们会说成是偶然；治疗效果不好，人们就会诽谤你。这不是使用干姜、附子的过错，是因为我过于热心了。学医者不能因为这个原因就畏惧不前，对性命濒危的患者能施救却不救。

大病宜灸

医之治病用灸，如煮菜需薪，今人不能治大病，良由不知针艾故也。世有百余种大病，不用灸艾、丹药，如何救得性命，劫得病回？如伤寒、疽疮、劳瘵（zhài）、中风、肿胀、泄泻、久痢、喉痹、小儿急慢惊风、痘疹黑陷等证。若灸迟，真气已脱，虽灸亦无用矣；若能早灸，自然阳气不绝，性命坚牢。又世俗用灸，不过三五十壮，殊不知去小疾则愈，驻命根则难。故《铜人针灸图经》云：凡大病宜灸脐下五百壮。补接真气，即此法也。若去风邪四肢小疾，不过三、五、七壮而已。仲景毁灸法云：火气虽微，内攻有力，焦骨伤筋，血难复也。余观亘古迄今，何尝有灸伤筋骨而死者！彼盖不知灸法之妙故尔。《灵枢》论虚而至陷下，温补无功，借冰台以起陷下之阳耳。若仲景所言，微数之脉，慎不可灸。脉而至于微矣，似有似无，则真阳已漓；又至于数矣，则真阴已竭。阴阳漓竭，灸亦无益。但有炎焰而无温存，宁不

劳瘵：即痨瘵。是由于痨虫慢袭肺叶而引起的一种具有传染性的慢性的虚弱疾病，或称肺痨、尸注、转注、劳注、劳疰、虫疰，以及急痨、劳瘵骨蒸等。以咳嗽、咯血、潮热、盗汗及胸痛、身体逐渐消瘦为主要临床特征，现代医学称之为肺结核。

仲景：指张仲景（150~219年），名机，东汉南阳（今河南南阳市）人，著名医学家，史称"医圣"。著有《伤寒论》和《金匮要略》。

陷下：脉搏低况。

冰台：艾草的别称。

焦骨伤筋而血难复？非毁灸也。

用艾柱器制作艾柱

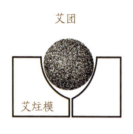

艾团

木棒

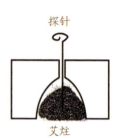

探针

艾炷

将艾绒放入艾柱器的
空洞中，成为艾炷

用金属圆棒直插小孔内向
下按压，使艾绒成为圆锥
形小体

倒出即成艾柱

艾炷规格（单位：cm）

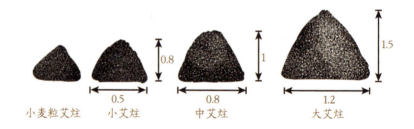

小麦粒艾炷　　小艾炷　　　中艾炷　　　　　大艾炷

0.8　　　1　　　1.5

0.5　　0.8　　1.2

【白话译文】

　　医生用艾灸治病，就像用柴火做饭一样必不可少。如今的医生无法治疗危重疾病，也是因为不擅长使用针刺和艾灸。世界上有100多种危重疾病，如果不用艾灸和丹药，如何救人性命、减轻痛苦？如伤寒、毒疮、肺痨、中风、肿胀、泄泻、久痢、喉痹，小儿急、慢惊风，痘疹恶证等疾病。倘若迟迟不施灸，患者失去真气，这时艾灸也已经于事无补了。若能及早施灸，人体的阳气就不会衰竭，就能保住性命。但是，通常使用灸法，只是灸三十壮到五十壮。竟然不知道这样施灸只能治疗小病，治疗危重疾病就很难了。因此，《铜人腧穴针灸图经》中提到，凡是危重疾病都应灸脐下关元穴五百壮。接补真元之气，就是使用此方法。如果要祛除风邪或四肢的疾病，通常灸三壮、五壮或七壮即可。张仲景曾诋毁灸法，说火气虽弱，但能伤内脏和筋骨，气血难以恢复正常循环。古往今来，哪有因为艾灸灼伤筋骨而死的！那是因为不了解灸法的功效。《灵枢》指出，身体虚弱而使病情加重、脉象沉微，如果用温补的方法没有效果，借助艾灸能够恢复人体阳气。如张仲景所说，脉微而数就不能用灸法。脉象弱，若有若无，说明真阳已散；况且又兼脉数，说明真阴已尽。阴阳已耗尽，灸法自然就没有效果。这时艾灸就不能起到温中回阳的效果了，而导致筋骨灼伤、气血运行不畅，就认为是艾灸的原因？并不是诋毁灸法。

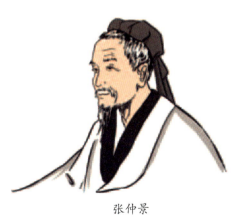

张仲景

孙思邈：581~682
年，京北华原
（今陕西耀县
孙家塬）人，
隋唐时期著名
医药学家，被
后人尊为"药
王"。著《备
急千金要方》
和《千金翼方》，
两书均列有针
灸专篇。

膏粱之人：指
享受富贵的人。

见身说法：见，
同"现"，指
以亲身经历和
体验为例来说
明某种道理。

✎ 读书笔记

孙思邈早年亦毁灸法，逮晚年方信，乃曰：火灸，大有奇功。昔曹操患头风，华佗针之，应手而愈，后佗死复发。若于针处灸五十壮，永不再发。或曰：人之皮肉最嫩，五百之壮，岂不焦枯皮肉乎？曰：否。已死之人，灸二三十壮，其肉便焦，无血荣养故也。若真气未脱之人，自然气血流行，荣卫环绕，虽灸千壮，何焦烂之有哉。故治病必先别其死生，若真气已脱，虽灸亦无用矣。唯是膏粱之人，不能忍耐痛楚，当服睡圣散，即昏不知痛，其睡圣散余自用灸膝神效，放心服之，断不误人。以救己之心，推以救人。所谓见身说法，其言诚真，其心诚切，其论诚千古不磨之论，无如天下之不信何？

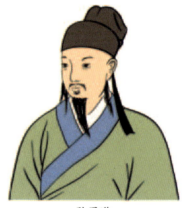

孙思邈

【白话译文】

孙思邈早年也诋毁过灸法，到晚年才相信灸法有神奇的疗效。以前曹操患头风病，华佗针刺治疗，曹操头就不痛了，后来华佗死后，曹操的头风病又复发了。要是当时在针刺的地方艾灸五十壮，就能彻底治愈。有人提出，人的皮肉细嫩，艾灸五百壮，不会使皮肉被烧焦吗？答案：不会的。对死去的人，艾灸二三十壮，其皮肉就会被烤焦，因为其皮肉无气血荣养的缘故。而如果是真元之气还存在，气血、荣卫循行正常，哪怕艾灸上千壮，也不会被灼焦。因此，在治疗前首先要分清患者的生死。倘若失去了真元之气，施用灸法也起不了作用。如果享受富贵的人无法忍耐艾灸之痛，可先服用睡圣散，这样患者就会陷入昏睡而感觉不到疼痛。我会在艾灸双腿的时候服用睡圣散，它的效果很神奇，可安心使用，不会伤害到患者。用像救自己一样的心态来救别人。用亲身经历说明道理，言诚心诚，其言论可以说是亘古不变的真理。为什么世间的人都不相信他？

艾灸疗法

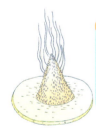

隔姜灸
用大片生姜，上放艾炷烧灼，一般可灸3～5壮。除隔姜灸外，还有隔蒜片灸、隔盐灸、隔附子片灸等。

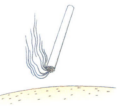

艾条灸
用艾绒卷成直径1.5～2cm的艾条，一端点燃后熏灸患处，距离皮肤2～3cm。一般可灸10～15分钟。

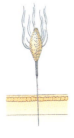

温针灸
在针刺后，用针尾裹上艾绒点燃加温，可烧1～5壮。

读书笔记

三世扁鹊

🍂 医门得岐（qí）黄血脉者，扁鹊一人而已。扁鹊，黄帝时人，授黄帝《太乙神明论》，著《五色脉诊》《三世病源》，后淳于意、华佗所受者是也。

【白话译文】

在医学界，只有扁鹊一人精通岐黄之术。扁鹊，黄帝时期人，曾传授给黄帝《太乙神明论》，著有《五色脉诊》《三世病源》，后来的淳于意、华佗皆为扁鹊学派的医家。

🍂 第二扁鹊，战国时人。姓秦名越人，齐内都人，采《内经》之书，撰《八十一难》，慨正法得传者少，每以扁鹊自比，谓医之正派，我独得传，乃扁鹊再出也，故自号扁鹊。

【白话译文】

第二位号称扁鹊的医家，是战国时期人。姓秦名越人，齐国内都人，他汇集《黄帝内经》等书，编撰了《黄帝八十一难经》。慨叹能够得到医学真传的医家寥寥无几，秦越人常将自己比作扁鹊，表示自己为医学正派，得扁鹊真传，是扁鹊在世，因此以扁鹊自称。

第三扁鹊，大宋窦材是也，余学《素问》《灵枢》，得黄帝心法，革古今医人大弊，保天下苍生性命，常以扁鹊自任。非敢妄拟古人，盖亦有所征焉。尝因路过衢（qú）州野店，见一妇人，遍身浮肿，露地而坐。余曰：何不在门内坐？妇曰：昨日蒙土地告我，明日有扁鹊过此，可求治病，我故于此候之。余曰：汝若听我，我当救汝。妇曰：汝非医人，安能治病？余曰：我虽非医，然得扁鹊真传，有奇方，故神预告汝。遂与保命延寿丹十粒服之，夜间小便约去二升，五更觉饥。二次又服十五粒，点左命关穴，灸二百壮。五日后，大便下白脓五七块，半月全安。妇曰：真扁鹊再生也。予治数人患此症者，浮肿、喘急，卧难着席，浆粥俱不入矣，既无丹药亦不肯灸，只用重剂姜附十余帖，而形体复旧，饮食如常，可知人能信用温化，即不灸亦有生机。

衢州：地名，在今浙江省西部。

【白话译文】

第三位号称扁鹊的医家，是宋代的窦材。我研究《素问》《灵枢》后，学习到《黄帝内经》的思想与智慧，规避了古代和现代医家的不足之处，以挽救天下人的性命，常自称扁鹊。并非我妄自尊大模仿古人，的确是有一些迹象的。我曾经路过衢州的野店，看到一个女人坐在空地上，全身浮肿。于是我问她："你为什么不坐在房间里？"女人回答："昨天得蒙土地公告诉我，说明天有位神医扁鹊从这里路过，可以请他帮忙治你的病，于是我在这里等待。"我说："如果你能听我的话并照做，我就会救你。"女人说："你并不是医生，怎么能治病呢？"我说："我虽然不是医生，但我得到了扁鹊的真传，有神奇的药方，因此土地神会事先告知你。"我便让她服用 10 粒保命延寿丹，晚上她就排出约 2L 小便，五更天的时候就感觉到饿。然后，我让她服用了 15 粒，并点按其左侧的命关穴，艾灸二百壮。5 天后，大便排出 5~7 块白脓似的东西，半个月之后病全好了。女人说："确实是扁鹊在世啊。"我治疗过好几位有相同症状的患者，都是全身浮肿，胸满喘急，无法平卧，稀粥也不能吃，无药可服，患者也不愿意艾灸，只用大剂量干姜、附子十余帖内服，身体恢复，饮食也恢复。由此可见，倘若人们认同并采用温化治疗的方法，哪怕不施以艾灸，疾病也有可能被治好。

❥想扁鹊独倚其才，旁游列国为同道刺死，华佗亦不传其法，为人谮（zèn）死。皆因秘而不发，招人之忌耳。余将心法尽传于世，凡我同心肯学正传，不妨亦以扁鹊自命可也。舜何人哉，予何人哉，有为者亦若是。

谮：指说别人的坏话，诬陷，中伤。《玉篇》："谮，诉也。"

【白话译文】

想到扁鹊凭借自己的才能治病救人，却在周游列国时被同道刺杀而死。华佗也没有将自己的医术传授与人，被人陷害至死。他们都是隐藏自己的医术不外传，最终致人嫉妒。而我要将自己的行医经验悉数传给后世，只要与我有同样的想法，且能认真钻研医术的，都能以扁鹊自称。舜是什么样的人，我是什么样的人，有所作为的人都是如此。

时医三错

❥凡阴疽（jū）及鬼邪着人，或两眼内障，此三法皆出《内经》。其疮疽本于肾虚，为阴所着，寒邪滞经，根据附于骨，故烂人筋，害人性命。

阴疽：多由素体阳虚，营血不足，寒凝湿滞所致。表现为漫肿无头，皮色不变，酸痛无热，口中不渴，舌淡苔白，脉沉细或迟细。

其法必大补肾气，壮阳消阴，土得阳气，自生肌肉，则元气周流不侵骨髓矣。今则附入外科，庸医不知，反用败毒凉药，致元气虚惫而死者，多矣。 亲见一妇人患伏兔阴疽，形扁色白，大如覆盂，延一艮（gèn）山门疡医，连用清火败毒药四剂，不待脓溃，一泻而死。

【白话译文】

阴疽、鬼邪着人和两眼内障，这三种病证的治疗方法都来源于《黄帝内经》。疮疽由肾虚引起，因外感阴寒邪气，寒邪凝滞经脉，附于筋骨，以致筋肉腐烂，伤及人的性命。治疗阴疽必须大补肾气，壮阳消阴，脾胃阳气强健，就能促进肌肉，元气运转正常，便不会侵入骨髓。当今，阴疽属中医外科范畴，庸医不懂以上医学理论，却选用清热解毒的寒凉药物，使患者元气亏虚而死亡，这种病例数不胜数。我曾亲眼看到一个女人腿部患有阴疽病，呈扁平状、白色，倒置的盂般大小，她请了一位来自艮山门的疡医来为自己诊治，疡医让她服用了四剂清热解毒的中药，脓肿还没有溃烂，患者就死于过度泄泻。

🔴 **鬼邪着人者，皆由阴盛阳虚，鬼能依附阴气，故易而成病，若阳光盛者，焉敢近之。治法大补**

元气，加以育神，则鬼邪自然离体。病家不知，专求符箓（lù），此等外道决无灵验。或假手庸医，认为燥火，投以凉药，或清热化痰，致人枉死，良可悲哉。世俗于轻浅小疾皆事巫祝，况鬼祟为殃，肯舍巫箓乎！加之医用寒凉，故而愈者不易。

符箓：是道教中的一种法术，亦称"符字""墨箓""丹书"。

【白话译文】

鬼邪着人都是因阴盛阳虚而起，鬼能够依附于人体阴气，所以会让人患病。如果阳光充盛，鬼如何敢接近？因此，治疗需要补充元气，培养心神，那么鬼邪就会远离。患者不了解这些原理，特意寻求道符来治疗，这种外道必然不会有效。也有些人会向庸医求助，庸医可能认为病证是因燥火而起，所以给患者使用寒凉或清热化痰的药物，造成患者死亡，真是令人痛心！现在的人患轻微疾病都求巫术，而这些巫师利用鬼怪作祟治病已经泛滥成灾，如果真是鬼祟作怪，怎么可能会不用道符呢！此外，医生又给患者使用寒凉药物，所以不容易治愈。

读书笔记

眼生内障由于脾肾两虚，阳光不振耳。故光之短主于脾，视物不明主乎肾。法当温补脾肾，壮阳光以消阴翳，则目明矣。今则另立眼科，以成一家之技，只用凉剂，冰损元阳，致脾肾虚衰而死，殊不知一切病证皆有《内经》正法。后人分立十三科妄名，是以识见小者，专习一科，成一偏之见，譬之大海中认一浮沤（fú ōu），综理未贯，动即伤生，悲哉！予目睹京中来一太医院官陈某，自炫能开瞽（gǔ）目，专以冷水冰伏，又以寒膏内陷。其人本领，实而火重者见效亦捷；若本弱元亏者，无不阴受其害。斜桥一盐贩之妻服膏半盏，腹即疗（jiǎo）痛。其夫强之服尽，大吐而毙。其夫一时惶急，从楼窗跃出街心。哭叫：陈太医药杀我妇！百种辱骂累及祖先，闻者无不寒心。笔此以见寒凉误人，并信耳不信目之戒。

浮沤：水面上的泡沫。因其易生易灭，常比喻变化无常的世事和短暂的生命。

瞽目：瞎眼。

疗：同疗，腹中绞痛。

【白话译文】

眼生内障是因为脾肾亏虚，阳气不宣达。因此，看不清远方是因为脾，视物模糊是因为肾。治疗宜温补脾肾，壮阳消阴，如此，则能看得清楚。目前，眼科已被单独设为一门科目。如果医者只会一味选用寒凉药物，使人体元阳之气虚损，就会造成脾肾虚衰，最终死亡。但他们却不知道所有的疾病都能在《黄帝内经》中找到对应的治法。后人错误地将疾病分为十三科，这让见识浅薄的人只专注学习一门学科，从而形成自己的偏见。譬如在海洋中只认一个泡沫，而不是去研究整片海。因此，如果没有系统学习医学整体理论并将其贯通，在治病时就会导致患者死亡，可悲啊！我曾看到一位来自京城的太医陈某，吹嘘自己能治好失明，他专门以冷水冰敷患部，然后让患者服用寒凉的药膏，致使病邪入里。其治法，对身体健壮、火热偏盛的患者疗效显著；若患者体质原本就较弱，元气亏损，就会被阴寒药物所伤。斜桥旁有个盐商的妻子服用了半盏药膏，便腹痛不已。在盐商的逼迫下，妻子勉强把药喝完，然后便呕吐而死。盐商变得很慌张，从窗户跳出去，跑到了街上。痛哭流涕地说道："陈太医用药膏杀了我夫人！"然后对陈太医及其祖先辱骂不休，听到者都感到寒心不已。记录这一事件，就能知道寒凉药物会误人性命，并劝告那些相信传说的事、不相信眼前事实的人。

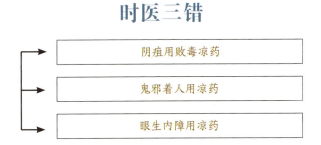

时医三错

阴疽用败毒凉药
鬼邪着人用凉药
眼生内障用凉药

📝 读书笔记

忌用转下

《内经》并无转下之说，止言发散，又止言辛甘发散为阳。辛温之药达表则自然汗散，攻里则自然开通。据先生之论谓辛甘发散为阳，故表邪解而里自和，非辛甘能攻里也，后人当活看。非若寒苦之药，动人脏腑，泄人元气也。夫巴豆、硝黄之类能直穿脏腑，非大积大聚，元气壮实者，不敢轻用。今之庸医不问虚实，动辄便行转下，以泄六腑各气，转生他证。重则脾胃渐衰，不进饮食，肌肉消瘦而死。又俗云：春行夏补，至秋时须服通行药数剂，以泄夏月积热，此语甚讹。俗医惯将此数语印人耳目，夫《内经》四时调养、生长收藏之道，与春夏养阳、秋冬养阴之法，何等圆活，而愚人执守一说，不肯精求《灵》《素》，良可慨也！

虚实：八纲辨证中辨别邪正盛衰的两个纲领。邪气盛为实证，正气衰为虚证。

印人耳目：反复告诉人。

圆活：灵活变通。

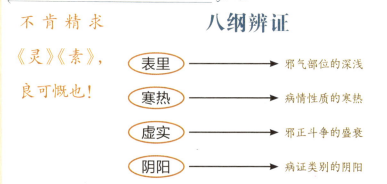

八纲辨证

表里	→	邪气部位的深浅
寒热	→	病情性质的寒热
虚实	→	邪正斗争的盛衰
阴阳	→	病证类别的阴阳

虚证与实证的鉴别要点

鉴别 证型	虚证	实证
病程	长（久病）	短（新病）
体质	多虚弱	多壮实
精神	萎靡	兴奋
声息	声低息微	声高气粗
疼痛	喜按	拒按
胸腹胀满	按之不痛，胀满时减	按之疼痛，胀满不减
发热	五心烦热，午后微热	蒸蒸发热
怕冷	畏寒，得衣近火则减	恶寒，得衣近火不减
舌象	质嫩，苔少或无苔	质老，苔厚腻
脉象	无力	有力

【白话译文】

《黄帝内经》没有提到泻下法，只有关于发散之法的叙述，指出辛甘性味发散为阳。让辛温的药物到达体表肌腠，使人体发汗，表邪散去，里邪不攻自破。根据先生的理论，辛甘发散为阳，因此表邪一旦祛除，里气也就和谐。不是说辛甘药物也有攻逐里实的功效，后人要灵活看待。并不像苦寒的药物，能伤脏腑，消耗人体元气。诸如巴豆、

读书笔记

芒硝、大黄这类药物，可直接渗透脏腑，如果不是严重的积聚病，且元气也充实的，不可随意使用。现代的庸医诊病时不弄清是虚证还是实证，总是用泻法，使六腑之气衰竭，从而引发其他病证。严重的患者，脾胃之气慢慢变得虚弱，吃不下饭，身体消瘦而死亡。有句话：春季要春天宜升行发散，夏季宜进补，秋季就要服用几剂泻下药，以泄去夏季的积热。该说法大错特错。*俗医会习惯性地对患者重复这几句话。《黄帝内经》中有关四季调理养生、生长收藏的论述，与春夏养阳、秋冬养阴的方法，具有很大的灵活性和变通性。但愚蠢的俗医却始终固守一种说法，不想研究《灵枢》《素问》，令人嗟叹！*

🌀 夫热在内，自然从五脏六腑及大小便中泄出。若以凉药泄热，吾恐热气未去一分，而元气已衰九分。尝观服转药一剂，则有五七日饮食脾胃不能复旧。况乎三焦暖热方能腐熟水谷，若一刻无火则肌肤冰冷，阳气脱尽而死矣。故《内经》止有沉寒痼（gù）冷之论，未有积热纯阳之说。纵然积热为病，一服转下便可解救。若阴寒为病，则四肢逆冷，死在须臾。古人立法，若狂言妄语，逾垣（yú yuán）上屋诸大热证，

逾垣：翻越墙头。

亦要论其大便如何。数日不出者，有燥屎也，方下之。若大便如常，即不可下。狂言妄语，逾垣上屋，自是热证，然有一种面青脉急，或面黑脉微、手足厥（jué）冷者，又属阴证。此系无附之阳，必死之证，若治之早，或有生者。

今人于并无以上热证，而亦概用寒凉转下，必欲尽去其热，吾不知将以何为生气。夫人身无热则阳气尽矣。此河间、丹溪遗讹（é）后世，业医者不可以不察此弊也。

【白话译文】

体内的热会从脏腑及大小便中散出。若以寒凉药物将热泄去，可能里热还未散去一分，元气就损伤九分了。我曾看到有患者在服用一剂泻药后，脾胃在5~7天无法正常反转。况且三焦只有在温热的情况下，才能完成腐熟消化水谷的功能，若失去温热，肌肤就会变得冰冷，阳气衰竭而死。因此，《黄帝内经》只有关于寒邪久伏于里的病证叙述，没有积热纯阳病证的叙述。哪怕疾病因积热而起，通过服用泻下药物就能治愈。若是阴寒致病，就会手脚冰冷，过不了多久人就会死亡。古人的治疗原则，体弱患者出现张狂、言语混乱、翻越墙头等大热证的症状，就需根

河间：即刘河间，金元时期的著名医学家。他十分强调"火热"之邪治病的重大危害，因此，后世称其学说为"火热论"；在治疗上，他主张用清凉解毒的方剂，故后世也称他作"寒凉派"的创始人。

丹溪：即朱丹溪，元代著名的医学家。提倡"阳常有余，阴常不足"之说，创阴虚相火病机学说，认为人体阴气、元精之重要，被后世称为"滋阴派"的创始人。

讹：谣言。

据他的大便情况来治疗。如果几天没有解大便，大便干燥硬结，宜用下法。如果大便正常，不能用下法。张狂、言语混乱、翻越墙头，都是热证的症状。但若患者同时伴有面色发青、脉象紧急，或面色发黑、脉象微细、手脚冰凉等症状，则为阴证。这是由于阳气无所依附而泻散于外，必死。若能及早治疗，可能还有生还的机会。

　　现在的医生对无以上热证症状的患者，也同样使用寒凉药物泻下，以消除患者体内的热邪，我不清楚如果这么做，那么人体还能依靠什么生存。人体没有火力意味着阳气耗尽，生命殆尽。此为刘河间和朱丹溪遗留的错误观点，医生应仔细研究此弊端。

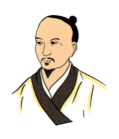

朱丹溪

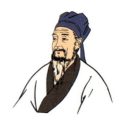

刘河间

读书笔记

禁戒寒凉

🌊 夫四百八病，大约热者居多，寒者最少。无怪乎河间论火，丹溪之补阴也。但泥二子之书而不考究《内经》，堕于偏颇，害人特甚。盖热病属阳，阳邪易散易治，不死。冷病属阴，阴邪易伏，故令人不觉，久则变为虚寒，侵蚀脏腑而死。初起不觉之证，最能害人，往往轻忽之，而一变致死者不少。况人身之火多亦是当然，天之六气，火居其二。今之庸医执壮火食气之说，《内经》壮火食气之说，犹炎暑盛而人气乏，相火炽而真元伤，非凉药之治，亦非热药之谓，马元台不察此理，妄为注释，遗讹后学不浅。溺于滋阴苦寒之剂。殊不知邪之中人，元气盛则能当之。乃以凉药冰脱，反泄元气，是助贼害主也。夫凉药不知害了多少人。若元气稍虚者，无不被凉药冰败而死，脾胃有伤，焉望其生。如人饮热汤及炙煿（bó）之物，从龆（tiáo）至耄（máo），断无损人之理。《内经》言膏粱之变，只发痈疽（yōng jū），况膏粱发疽者，百无一二。故知热之养人，时刻不可缺也。若以冷水饮人，不须三日，即为腹疼泄泻，脾虚胃败矣。故燧（suì）人立法，食必用火，万代苍生得以活命。俗医大用凉剂，譬于饮人冷水，阴害黎民，良可慨也。不见当今医

炙煿：指烘烤煎炒的食物。

龆：儿童换牙。此处引申为儿童。

耄：长发下垂的样子，此处引申为老年人。

痈疽：发生于体表、四肢、内脏的急性化脓性疾患，是一种毒疮。痈发于肌肉，红肿高大，炙属于阳证；疽发于骨之上，平塌色暗，炙属于阴证。痈疽证见局部肿胀、焮热、疼痛、化脓等。

家，祸及子孙甚至灭门绝后，皆学术不精之报也。

医者观此切须猛省，误用凉药之害真实不爽。予见近代时医专用温平者，或延一息，终见陵替。专以寒凉攻伐，天札（yāo zhá）人命者，诚未见其有后也。

天札：遭疫病而早死。

痈和疽的区别

类别	痈	疽
属性	阳证	阴证
初病	急暴	缓慢
深浅	皮肉之间	筋骨之间
颜色	红，表皮发红	白色、皮色不变
肿状	高肿根束	漫肿或无根
疼痛	剧烈	不痛或微痛
热度	灼热	不热或微热
脓液	稠黏	稀薄
轻重	易消易溃易敛	难消难溃难敛
预后	良好	轻差

读书笔记

【白话译文】

人所患的诸多疾病中，热证占多数，寒证占少数。所以刘河间主张火热致病，朱丹溪提倡养阴也不奇怪。然而，固守此二人的理论，却不研究《黄帝内经》，必然有失偏颇，伤及患者。热性病证属阳，阳邪易除，容易治疗，通常不会造成患者死亡。寒性病证属阴，阴邪容易潜藏，因此难以察觉，久而久之变成虚寒证，损伤并侵蚀脏腑而引起死亡。这种病在初期并无症状，但危害最大，因此常被忽视，一旦发病，致死者很多。而且人体本身存在的火就多，自然界风、寒、暑、湿、燥、火六气中，有两种为火热性质。现在的庸医固守壮火食气的学说，《黄帝内经》中对壮火食气的叙述，如同暑天酷热时人觉得疲惫无力，相火炽热能灼伤真元之气，非寒凉药物所能治疗，也不是热药的作用，马元台未探究此医理就随意加以注释，遗留的错误理论严重误导了后面的医生。只知道使用苦寒滋阴的药物，却不懂得邪气侵犯人体，元气充足就能抵御邪气。寒凉药物会损伤阳气，使阳气丧失，消耗元气，助长了邪气对人体的伤害。不知道有多少人被寒凉药物所害。若人体元气亏虚，必然会被寒凉药物伤及阳气而死亡。脾胃受损，怎么还能活下来呢？如人喝热汤、吃烘烤煎炒的食物，无论是儿童还是老年人，都不会对人体造成伤害。《黄帝内经》中叙述的因饮食肥甘美味而引发的疾病只有痈疽，而且得这种病的人很少，一百个人中也没有一两个。因此，须知温热药能温养人体，且人体时刻离不了温热。假如人饮用冷水，不超过3天，出现腹痛泄泻，是由于损伤了脾胃的阳气。因此火祖设立法规，食物务必用火加工后才能食用，千秋万代才能延续至今。庸医给患者服用大量的寒凉药物，如同让人喝水一样，真令人感叹！现在的医生祸害了自己的子孙乃至招致灭门绝后，都是因为医术不精。**医者对此应认真反思，误用寒凉药物造成的伤害是切实存在的。我看到近代医家专门使用温和性平药物，部分患者的生命也许会延续一段时间，但最后还是会死亡。专门使用寒凉药物致人死亡的医者，确实没见过他们有子孙后代。**

寒证与热证的鉴别要点

鉴别 ＼ 证型	寒证	热证
寒热	恶寒喜热	恶热喜冷
口渴	不渴	渴喜冷饮
面色	白	红赤
四肢	冷	热
神态	蜷卧少动	仰卧躁动
痰涕	清稀色白	黄稠
二便	大便稀溏 小便清长	大便干结 小便短赤

读书笔记

（续表）

证型 鉴别	寒证	热证
舌象	舌淡苔白而润滑	舌红苔黄而干
脉象	迟或紧	数

要知缓急

夫病有浅深，治有缓急。体认病情，而用药缓急合当，乃医家第一要着。若急病而用缓药，是养杀人也。缓病而用急药，是逼杀人也。庸医遇病，不能必其何名，亦不能必其当用何药，概以温平试之。若缓病尚可，设遇大病则为误不小，故名养杀人。若缓病投以急药，是欲速其效，殊不知攻急则变生，所谓逼杀人也。二者之误，今世医家比比。胆怯者蹈养杀之弊，心粗者逞逼杀之害。医本生人，乃为杀薮（sǒu），悲哉！

体认：体会，认识。

要着：重要之事，首要之事。

比比：谓到处都有或每每有之。

薮：人或物聚集的地方，此处引申为渊源、本源。

【白话译文】

发病部位有深有浅，治疗方法也有缓有急。认识病情深浅轻重，用药缓急是否合适，这是医生治病必须了解的首要问题。如果对急性病使用和缓的药物，等于慢性杀人。而对慢性病使用骏猛的药物，则等于急迫杀人。庸医治病，判断不出是什么疾病，也不能确定该用何种药物，一概都用温和平缓的药物去试。若是慢性病还好，但如果是急性危重的疾病，病情就会被延误，因此称其为慢性杀人。若是对慢性病患者使用骏猛的药物，目的是加快治疗速度，殊不知却会因用药攻击太急而造成患者病情加重，因此称其为急迫杀人。以上两种错误的治疗方法在现在治疗中很常见。胆怯的医生反复出现慢性杀人的过错，粗心的医生则逞能导致急迫杀人的伤害。医生的职责是治病救人，却成了杀生之源，实在悲哀！

根据病情选择合适的方剂

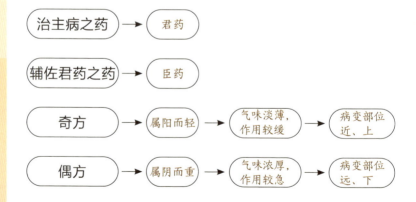

治主病之药 → 君药

辅佐君药之药 → 臣药

奇方 → 属阳而轻 → 气味淡薄，作用较缓 → 病变部位近、上

偶方 → 属阴而重 → 气味浓厚，作用较急 → 病变部位远、下

余观京师名医吕实者，亦熟此法，但不早用，惟先用温平药调治，及至危笃，方议<u>灼艾</u>丹附等事，多不效，乃曰：此天命也。殊不知救挽已迟，脏气败绝，虽灵丹妙药，无能为矣。余亲见彼治一伤寒，第五日，昏睡<u>谵</u>（zhān）语，六脉洪大，以为胃中有热，以承气下之，四更即死矣。六脉之大，非洪也，乃阳气将脱，故见此耳。治以下药，更虚其阴，则阳无所附而死速矣。若先于脐下灸三百壮，固住脾肾之气；内服保元丹、敛阳丹，饮姜附汤，过三日，自然汗出而愈。

　　余治一伤寒，亦昏睡妄语，六脉弦大。余曰脉大而昏睡。定非实热，乃脉随气奔也，强为之治。先生真仁人也，强治之心，余颇有之，第以人不我信，且又碍于言<u>讷</u>（nè）而不肯为，究非真行仁术之人，常以此自愧。用烈火灸关元穴，初灸，病患觉痛，至七十壮遂昏睡不疼；灸至<u>三鼓</u>，病患开眼，思饮食，令服姜附汤。至三日后，方得元气来复，大汗而解。今时姑息成风，灸法难行，余尝叹曰：人参虽救命之品，姜附尤有回阳之功，无如世人不识，俗医痛扫，良可慨也。余思前证，少阴病也。发昏谵语，全似阳证，若时投以承气，

灼艾：燃烧艾绒熏灸人体一定的穴位。

谵语：指病中出现神志不清、胡言乱语。

讷：语言迟钝，口齿笨拙。

三鼓：三更。

✐读书笔记

岂得不死。故耳聋不呻吟，身生赤黑靥（yè），十指冷至脚面，身重如山，口多痰唾，时发燥热者，皆少阴证也。仲景以耳聋系之少阳，谵语归之阳明，用柴胡、承气辈误人不少。夫但知少阳脉循胁络耳，却不思耳窍属肾，以耳聋归少阳，此仲景所未到之处也。耳聋仲景作宗气虚论，未尝归少阳。至于谵语，论中言神气虚者多，若阳明证中不过数条而已。先生故加贬驳，未免有意索瘢。

【白话译文】

我发现京师名医吕实对艾灸方法也很熟悉，但没有及时使用。他通常先用温和平缓的药物治疗，直至患者危重，才想到用艾灸、丹药和附子等，然而此时大多不起作用。然后，他就会说："这是天意啊"。殊不知已过了救治时间，脏腑之气已经衰竭，就算是灵丹妙药，也无济于事。我亲眼见过他治过一位伤寒患者，该患者患伤寒已第五天，神志不清，胡言乱语，双手寸、关、尺均现洪大之象，被误诊为胃中有热，用承气汤攻下，四更天时患者死亡。患者双手寸、关、尺均现洪大，并不说明是热证的洪脉，而是明阳气将要虚脱。服用攻下药物，反而会加速阴津耗损，使阳气失去依附从而加速死亡。若先灸脐下关元穴三百壮，固摄住脾肾之气，再服用保元丹，敛阳丹，饮用姜附汤，

3 天以后，自然就会汗出痊愈。

　　我曾为一位伤寒病患者诊治，该患者也是表现出昏睡、神志不清、胡言乱语、六脉现弦大之象。在我看来，脉象弦大同时有昏睡症状，绝不是实热证，而是脉象随着阳气向外发散的表现，坚决要对他进行救治。患者真的很善良，有强烈的救治意愿，我也有这种意愿，不过患者对我并不信任，我也因为不善言辞而不想去做。说到底，我不属于真正的施用仁术的医生，所以经常为此感到羞愧。用大火艾灸关元穴，患者最初会感到疼痛，灸到七十壮便会陷入昏睡，就感觉不到疼痛；艾灸到半夜三更，患者醒来，想吃东西，就让他服用姜附汤。3 天以后，患者恢复元气，出大汗后病愈。现在的医届一味纵容，使灸法很难实施。我常感叹，人参虽能救命，干姜、附子更能回阳救逆。但人们认识不到它们的功效，庸医也因不会使用而选择放弃，真令人感慨！我想到前一个病例，患者原来是少阴病，昏睡不醒，神志不清，胡言乱语，与阳证很像，当时使用承气汤治疗，患者怎么可能不死亡？因此，表现出耳聋却不呻吟，身上有红黑相间的色斑，脚趾至脚面发冷，体重如山，口中多唾痰涎，阵阵燥热等症状，都为少阴病。仲景将耳聋归于少阳病，胡言乱语归于阳明病，用柴胡汤、承气汤类治疗，耽误了很多人的病情。只知道少阳经脉循行过胸胁、联络于耳，却不考虑肾开窍于耳，将耳聋只归于

读书笔记

少阳，仲景没有想到这一点。仲景将耳聋病的原因归结为宗气虚，而不是归于少阳经。对于胡言乱语，讨论最多的病因是神气虚，像阳明证中的论述只有几条。先生故意贬低，有点挑剔了。

五等虚实

审：详究、考察。

淹：滞、久留。

岐：通"歧"。

凡看病要审元气虚实，实者不药自愈，虚者即当服药，灸关元穴以固性命。若以温平药，亦难取效，淹（yān）延时日，渐成大病。温平之药，近世所尚，旁人称其稳当，医士习于两岐。及至变成大病，惶急错投，误而又误。总由识见不真，遂尔因循贻害。

【白话译文】

凡是给患者看病都要检查其元气的虚实，元气充实的患者，不用服药就能康复；元气虚弱的患者，应立刻服药、艾灸关元穴，才能保住生命。此时如果使用温和平缓的药物，很难达到疗效，反而拖延病情直到逐渐发展成危重疾病。近年来，温和平缓的药物很受欢迎，旁观者说这些药

读书笔记

物较为安全，医生也习惯使用温和平缓的药物。当病情危重的时候，医生在慌乱中开错药方，屡次延误病情。都是因为医生具备的知识不足，墨守成规而伤害患者的生命。

发病机制

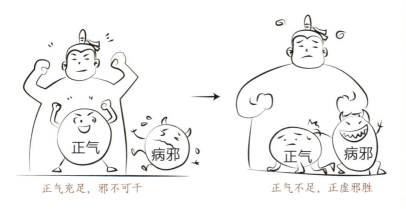

正气充足，邪不可干　　　　　　正气不足，正虚邪胜

虚病多般，大略分为五种，有平气、微虚、甚虚、将脱、已脱之别。平气者，邪气与元气相等，正可敌邪，只以温平药调理，缓缓而愈，如补中益气、小柴胡、八物汤是也。微虚者，邪气旺，正气不能敌之，须服辛温散邪之药，当补助元气，使邪气易伏，宜荜澄茄散、全真丹、来复丹、理中丸、姜附汤之类是也。甚虚者，元气大衰，则成大病，须用辛热之药，厚味之剂，大助元阳，不暇攻病也。《经》云：形不足者，

理中丸：出自《伤寒论》，由人参、白术、干姜、炙甘草组成。

温之以气，精不足者，补之以味，即官桂、附子、鹿茸、河车之类是也。

理中丸

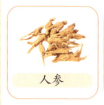   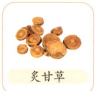

| 人参 | 白术 | 干姜 | 炙甘草 |

【白话译文】

虚证的临床表现有很多，根据病情程度的不同大致可分为5种类型，即平和之气、稍微虚弱、非常虚弱、将要虚脱、已经虚脱。平和之气的患者，邪气与正气相等，正可敌邪，只用温和平缓的药物调理，如补中益气汤、小柴胡汤、八物汤这一类，渐渐就能恢复。稍微虚弱的患者，邪气旺，正气不能敌之，必须服用辛温散邪的药物，如荜澄茄散、全真丹、来复丹、理中丸、姜附汤等，以补充元气，使邪气易于祛除。非常虚弱的患者，元气虚衰则会变成大病，必须用辛热药物且药力醇厚的方剂，大补元阳，来不及攻邪治病。《黄帝内经》指出，形体不足的，应该用温药以补阳气；阴精不足的，应该用厚味以填阴精，即肉桂、附子、鹿茸、紫河车这一类。

读书笔记

辛热药物

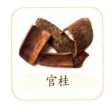
官桂

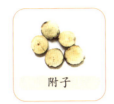
附子

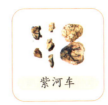
紫河车

　　将脱者，元气将脱也，尚有丝毫元气未尽，唯六脉尚有些小胃气，命若悬丝，生死立待，此际非寻常药饵所能救，须灸气海、丹田、关元各三百壮，固其脾肾。夫脾为五脏之母，肾为一身之根。故伤寒必诊太溪、冲阳，二脉者，即脾肾根本之脉也。此脉若存，则人不死，故尚可灸，内服保元丹、独骸（hái）大丹、保命延寿丹，或可保其性命。单顾脾肾，乃先生学力大有根柢（dǐ）之论，盖肾为先天之原，脾为后天之本，资生资始，莫不由兹，故病虽甚，而二脉中有一脉未散，扶之尚可延生。若已脱，则真气已离，脉无胃气，虽灸千壮，亦无用矣。此五种证。当于平时细心探讨，自然随机应变不致差讹。近世之医多尚寒凉，专行克伐，致使平气变虚，虚证变脱，及至三焦失运，神气改常，出入道乖，升降机息，而犹执

丹田：为针灸穴位名，腹部脐下的气海、关元、阴交、石门四个穴位都别称"丹田"。

根柢：比喻事物的根基。

乖：不顺，不协调统一。

邪气未尽，火热未除之说，朝凉暮削，不死不休，良可悲痛！

【白话译文】

元气将要虚脱的患者，尚存一丝元气，双手寸、关、尺六脉尚有些小胃气，命若悬丝，生死攸关，一般这时候药物已无法挽救，必须艾灸气海、丹田、关元穴各三百壮，固其脾肾。脾脏为气血生化之源，肾脏为元气之根。因此，如果患伤寒病务必要按诊太溪、冲阳二脉，此二脉为脾肾的根本之脉。此二脉有生气，人就不会死亡，还能用艾灸之法，内服保元丹、独骸大丹、保命延寿丹，可能会挽救患者的生命。只重视脾肾，说明先生的知识很扎实。肾为先天之本，脾为后天之本，人体生化都来自脾肾。因此，虽然病情严重，患者二脉中只要有一脉不离散，就能用药物延长患者的生命。若患者已经虚脱，那么真元之气已经散尽，脉无生气，就算艾灸上千壮也无济于事。对于这五种病证，平时就要认真研究和讨论，看病时就能灵活运用，避免出现错误。近代医生基本上都主张使用寒凉药物，尤其采用攻伐的方法，使人体原本的平和之气变得虚弱，进一步发展成虚脱，待三焦运化失常，神气不循常道，气机出入不畅，升降运动停止，仍觉得是邪气未除，内有火热的缘故，便早晚使用寒凉药物，一直到患者死亡，实在令人悲痛！

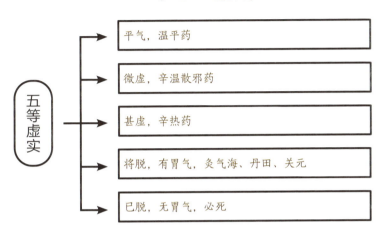

五等虚证治则

五等虚实
- 平气，温平药
- 微虚，辛温散邪药
- 甚虚，辛热药
- 将脱，有胃气，灸气海、丹田、关元
- 已脱，无胃气，必死

黄帝灸法

🌀 **男妇虚劳，灸脐下三百壮。**

男妇水肿，灸脐下五百壮。

阴疽骨蚀，灸脐下三百壮。

久患脾疟（nüè），灸命关五百壮。

肺伤寒，灸脐下三百壮。

气厥、尸厥，灸中脘五百壮。

缠喉风，灸脐下三百壮。

骨蚀：指由于痈疽内陷而侵袭于骨的疾病。

脾疟：五脏疟之一，是指疟原虫对脾部的损害。

黄黑疸（dǎn），灸命关二百壮。

急慢惊风，灸中脘四百壮。

老人二便不禁，灸脐下三百壮。

老人气喘，灸脐下三百壮。

久患脚气，灸涌泉穴五十壮。

产后血晕，灸中脘五十壮。

暑月腹痛，灸脐下三十壮。

鬼邪着人，灸巨阙五十壮、脐下三百壮。

妇人脐下或下部出脓水，灸脐下三百壮。

妇人无故风搐（chù）发昏，灸中脘五十壮。

久患伛偻（yǔ lǚ）不伸，灸脐俞一百壮。

鬼魇（yǎn）着人昏闷，灸前顶穴五十壮。

妇人半产，久则成虚劳水肿，急灸脐下三百壮。

死脉及恶脉见，急灸脐下五百壮。

妇人产后腹胀水肿，灸命关百壮、脐下三百壮。

肾虚面黑色，灸脐下五百壮。

呕吐不食，灸中脘五十壮。

妇人产后热不退，恐渐成痨瘵，急灸脐下三百壮。

伛偻：是指脊背弯曲的一种，即驼背。

脐俞：指神阙穴。

鬼魇：迷信者称人在梦中惊叫，或觉得有重物压身不能动弹。

妇人半产：亦称小产、小月。指妊娠12～28周，胎儿已成形而自然殒堕为主要表现的疾病。

脏腑疟疾的症状

病名	症状
肺疟	心寒，寒后热甚，善惊
心疟	心烦，喜喝冷水反寒多，不甚热
肝疟	面色苍青，叹息，状如死
脾疟	冷甚，腹痛，肠鸣汗出
肾疟	有寒意，腰脊疼痛，大便不畅，目眩，手足冷
胃疟	善饥而不食，食则腹胀

【白话译文】

男性、女性患虚劳病，应灸脐下关元穴三百壮。

男性、女性患水肿病，应灸脐下关元穴五百壮。

阴疽、骨蚀类病证，应灸脐下关元穴三百壮。

患脾疟类病证的时间久了，应灸命关穴五百壮。

肺受寒邪所引起的病证，应灸脐下关元穴三百壮。

气厥、尸厥类病证，应灸中脘穴五百壮。

缠喉风类病证，应灸脐下关元穴三百壮。

黄黑疸类病证，应灸命关穴二百壮。

急、慢惊风类病证，应灸中脘穴四百壮。

老年人大、小便失禁，应灸脐下关元穴三百壮。

老年人气喘不得以息，应灸脐下关元穴三百壮。

读书笔记

长时间患脚气类病证，应灸涌泉穴五十壮。

产后出现血晕，应灸中脘穴五十壮。

暑月出现腹痛，应灸脐下关元穴三十壮。

鬼邪着人病证，应灸巨阙穴五十壮、脐下关元穴三百壮。

女性脐下或下部出脓水，应灸脐下关元穴三百壮。

女性无故神昏抽搐，应灸中脘穴五十壮。

脊背弯曲、驼背类病证，应灸脐俞穴一百壮。

鬼魇着人、神志昏闷类病证，应灸前顶穴五十壮。

女性半产，日久变生虚劳水肿，应急灸脐下关元穴三百壮。

若遇到死脉及恶脉，应急灸脐下关元穴五百壮。

女性产后出现腹胀水肿，应灸命关穴百壮、脐下关元穴三百壮。

因肾虚而面现黑色，应灸脐下关元穴五百壮。

如呕吐不能食，应灸中脘穴五十壮。

女性产后发热不退，恐怕逐渐变成痨瘵，应急灸脐下关元穴三百壮。

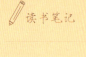

读书笔记

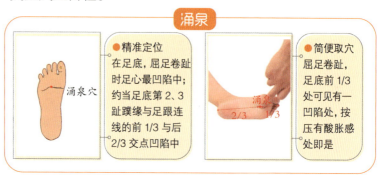

涌泉

● 精准定位
在足底，屈足卷趾时足心最凹陷中；约当足底第2、3趾蹼缘与足跟连线的前1/3与后2/3交点凹陷中

涌泉穴

● 简便取穴
屈足卷趾，足底前1/3处可见有一凹陷处，按压有酸胀感处即是

2/3 1/3

涌泉

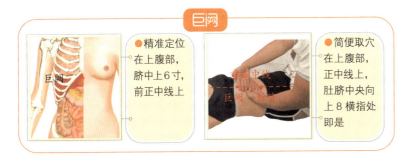

巨阙

● 精准定位
在上腹部，
脐中上6寸，
前正中线上

● 简便取穴
在上腹部，
正中线上，
肚脐中央向
上8横指处
即是

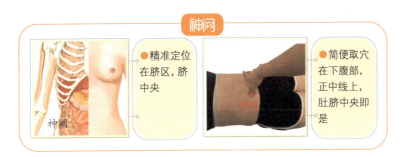

神阙

● 精准定位
在脐区，脐
中央

● 简便取穴
在下腹部，
正中线上，
肚脐中央即
是

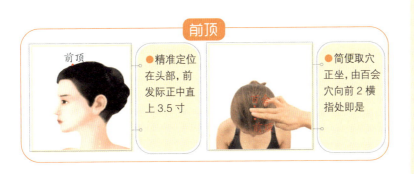

前顶

● 精准定位
在头部，前
发际正中直
上3.5寸

● 简便取穴
正坐，由百会
穴向前2横
指处即是

扁鹊灸法

🌀 命关二穴在胁下宛中，举臂取之，对中脘向

宛：低洼、凹
陷处。

乳三角取之。

此穴属脾，又名食窦穴，能接脾脏真气，治三十六种脾病。凡诸病困重，尚有一毫真气，灸此穴二三百壮，能保固不死。一切大病属脾者，并皆治之。盖脾为五脏之母，后天之本，属土，生长万物者也。若脾气在，虽病甚不至死，此法试之极验。

肾俞二穴在十四椎两旁，各开一寸五分。凡一切大病于此灸二三百壮。盖肾为一身之根蒂，先天之真源，本牢则不死。又治中风失音，手足不遂，大风癞（lài）疾。

三里二穴在膝眼下三寸，骱（héng）骨外筋内宛中，举足取之。治两目眐眐（huāng huāng）不能视远，及腰膝沉重，行步乏力，此证须灸中脘、脐下，待灸疮发过，方灸此穴，以出热气自愈。

承山二穴，在腿肚下，挺脚指取之。治脚气重，行步少力。

涌泉二穴，在足心宛宛中。治远年脚气肿痛，或脚心连胫（jìng）骨痛，或下粗腿肿，沉重少力，可灸此穴五十壮。

十四椎：即第2腰椎。

大风：即疠风，慢性传染性皮肤病之一，又名黑病、癞病、大风恶疾、疠疡、大麻风、麻风、风癞、血风。由体虚感受暴疠风毒，邪滞肌肤而发；或接触传染，内侵血脉而成。

膝眼：为经外奇穴，位于膝盖下的凹陷处，形似膝盖的眼睛，故名。

骱：通"胻"，小腿。

眐眐：目昏花，视物不清。

脑空二穴，在耳尖角上，排三指尽处。治偏头痛，眼欲失明，灸此穴七壮自愈。

目明二穴，在口面骨二瞳子上，入发际。治太阳连脑痛，灸三十壮。

腰俞二穴，在脊骨二十一椎下。治久患风腰疼，灸五十壮。

前顶二穴，在鼻上，入发际三寸五分。治巅（diān）顶痛，两眼失明。

【白话译文】

命关二穴在胁肋下，肋间隙凹陷中，取穴时上抬前臂，以中脘穴、乳中穴连线为一边，向外作等边三角形，此三角形位于肋外侧的另一顶点就是命关穴。

命关穴属于足太阴脾经，又名食窦穴，能接续脾脏的真气，治疗 36 种脾病。凡是有身体困重的疾病，但凡存有一点儿真气，艾灸此穴二三百壮，可以保证不死。所有因脾脏引起的病证都能用此方法治疗。这是因为脾脏为五脏生化之源，后天之本，配五行属土，承载和滋养万物。只要脾气存在，即使病得很严重也不会死亡，这种治疗方法非常有效。

肾俞二穴平第 2 腰椎棘突下，后正中线旁开 1.5 寸。所有危重病证都可灸此穴二三百壮。这是由于肾是一身之

读书笔记

气的根源，先天之精的本源，本源固守就不会死亡。艾灸此穴还可用于治疗中风语言不利、手足不灵活，以及麻风等症状。

足三里二穴在外膝眼穴下 3 寸，小腿外侧肌肉内侧凹陷中，抬脚取穴。此穴能治疗视物模糊，看不到远处的物体，以及腰腿沉重、行走乏力等。须先艾灸中脘、脐下关元穴，等灸疮发过之后才能灸此穴，如果感到热气流出，就能自行痊愈。

承山二穴，在腿肚子下方，稍稍用力踮起脚尖，小腿后侧肌肉浮起的尾端即是。此穴可以治疗严重的脚气，走路没劲。

涌泉二穴，在足底，屈足卷趾时足心最凹陷处。此穴可以治疗多年的脚气肿痛，或者脚心牵连胫骨疼痛，或者小腿粗肿，沉重乏力，可艾灸此穴五十壮。

脑空二穴，在脑后两耳尖连线上，后正中线旁开 3 指的宽度即是（头后直对瞳孔处）。此穴治疗偏头痛、眼睛快要失明，艾灸此穴七壮就会痊愈。

目明二穴，位于额部，瞳孔直上，前发际边缘处。此穴治疗太阳经头痛引起的枕部连及脑内疼痛，艾灸三十壮。

腰俞二穴，在脊柱尾端，第 4 骶骨下，正对骶管裂孔，后正中线上。此穴治疗多年的风湿腰痛，艾灸五十壮。

前顶二穴，在鼻部正中线直上，入发际 3.5 寸。此穴治疗巅顶痛，双眼失明。

肾俞

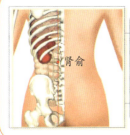

● 精准定位
在脊柱区，第2腰椎棘突下，后正中线旁开1.5寸

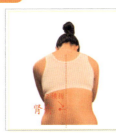

● 简便取穴
肚脐水平线与脊柱相交椎体处，后背正中线旁开2横指处即是

足三里

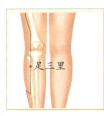

● 精准定位
在小腿外侧，犊鼻下3寸，胫骨前嵴外1横指处，犊鼻与解溪连线上

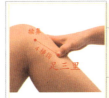

● 简便取穴
坐位屈膝，取犊鼻穴，自犊鼻向下量4横指，按压有酸胀感

承山

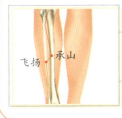

● 精准定位
在小腿后区，腓肠肌两肌腹与肌腱交角处

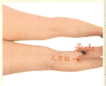

● 简便取穴
小腿用力，在小腿的后面正中可见一人字纹，其下尖角可触及一凹陷处即是

脑空

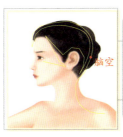

● 精准定位
在头部，横平枕外隆凸的上缘，风池直上

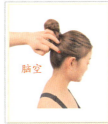

● 简便取穴
在后脑勺摸到隆起的最高骨，上缘外3横指凹陷处即是

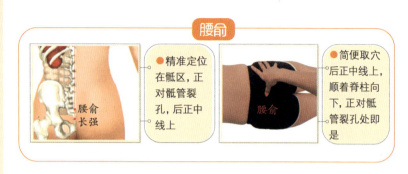

腰俞

精准定位
在骶区，正
对骶管裂
孔，后正中
线上

腰俞
长强

腰俞

简便取穴
后正中线上，
顺着脊柱向
下，正对骶
管裂孔处即
是

附：窦材灸法（计五十条）

謇涩：文字生
硬，言语迟钝。

噫气：嗳气。

涎沫：口水。

📝 读书笔记

——中风半身不遂，语言謇涩（jiǎn sè），
乃肾气虚损也，灸关元五百壮。

——伤寒少阴证，六脉缓大，昏睡自语，身
重如山，或生黑靥，噫（yī）气、吐痰、腹胀、足
指冷过节，急灸关元三百壮可保。

——伤寒太阴证，身凉，足冷过节，六脉
弦紧，发黄，紫斑，多吐涎沫，发燥热，噫气，
急灸关元、命关各三百壮。

伤寒惟此二证害人甚速，仲景只以舌干口燥
为少阴，腹满自利为太阴，余皆归入阳证条中，
故致害人。然此二证若不早灸关元，以救肾气，
灸命关以固脾气，则难保性命。盖脾肾为人一身

之根蒂，不可不早图也。舌干口燥乃少阴本热之证，仲景以大承气急下，但此理非身登仲景之堂者不能知，非神于仲景之法者不能用。盖火热亢盛不用承制，则燎原之害炽而生化之机息，可不畏哉！设本热假而标阴伏，误用承气立见危亡矣。先生灸法真保命全生之要，业医之士切须审察，不可鲁莽而行之也。仲景盖以气化而用承气，若涉形脏，别有治法，不可混辟。

　　——脑疽发背，诸般疔疮恶毒，须灸关元三百壮，以保肾气。

　　——急喉痹、颐（yí）粗、颔（hàn）肿、水谷不下，此乃胃气虚，风寒客肺也，灸天突穴五十壮。穴在结喉下四寸。

脑疽：生于脑后项部的有头疽。正对口者，俗称"对口"。偏于一侧者俗称"偏对口"。多由湿热炎蒸或五脏蕴毒所致，症状多见灼热肿痛，颜色鲜红。

颐：面颊、腮。

颔：指颈上方、下颌下方的柔软处。

【白话译文】

　　中风病，半身肢体活动不利，说话语言不顺畅，是由于肾气虚损所致，宜灸关元穴五百壮。

　　伤寒少阴证，双手寸、关、尺六脉缓大，昏睡不醒，自言自语，身体沉重如山，有的人伴见面色发黑、嗳气、吐痰、腹胀、双脚末端冰凉，立即灸关元穴三百壮能保住性命。

　　伤寒太阴证，身体发凉，双脚发冷至踝关节，六脉弦

读书笔记

紧，面色发黄，皮肤出现紫斑，呕吐大量涎沫，身体感觉燥热，嗳气，立即灸关元、命关穴各三百壮。

在伤寒证中，只有此二证对人造成的伤害最快。张仲景只将舌干口燥这一症状列为少阴证，将腹部胀满、伴有泄泻列为太阴证，其余症状全都归为三阳证条文中，所以误导和伤害了人们。这两种病证要是不早灸关元穴以挽救肾气，灸命关穴以固摄脾气，就很难保住生命。脾肾是人体之根，必须尽早施救。舌干口燥是少阴有热的表现，仲景急用大承气汤泻下，这其中的道理只有掌握了仲景医术的人才能懂，只有熟悉仲景心法的人才会运用。若是火热过盛而不用泻热的方法，就会使火热亢盛，并出现燎原之势，使生化之机停止，怎能不让人害怕呢？如果是真寒假热之证，误用承气汤会立即造成患者伤亡。先生的灸法确实是保住生命的要领，行医之人务必要做好审察，不能草率应用。仲景可能是根据气化的原理而使用承气汤，若是牵扯到形体脏腑，就会有其他治疗方法。二者不应混淆。

脑疽、发背等大多疔疮恶毒，应当灸关元穴三百壮，以保存肾气。

急性咽喉肿痛、面颊粗肿、下颏肿痛、不能进食，这是由于胃气虚弱加上风寒犯肺，宜灸天突穴五十壮。穴位在颈前部结喉下四寸处。

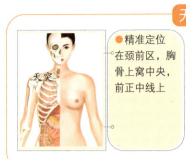
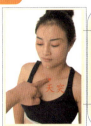

天突

●精准定位
在颈前区，胸骨上窝中央，前正中线上

●简便取穴
仰卧，由喉结直下可摸到一凹陷，中央处即是

——虚劳咳嗽潮热，咯血吐血，六脉弦紧，此乃肾气损而欲脱也，急灸关元三百壮，内服保元丹可保性命。若服知柏归地者，立死。盖苦寒重损其阳也。虚劳而致六脉弦紧，即是肾气损脱。乃今之医治虚劳者，脉至微细急疾，尚用寒凉，真视人如草芥也，此种人不知作何结果。

——水肿膨胀，小便不通，气喘不卧，此乃脾气大损也，急灸命关二百壮，以救脾气，再灸关元三百壮，以扶肾水，自运消矣。

——脾泄注下，乃脾肾气损，二三日能损人性命，亦灸命关、关元各二百壮。

——休息痢下五色脓者，乃脾气损也，半月间则损人性命，亦灸命关、关元各三百壮。

——霍乱吐泻，乃冷物伤胃，灸中脘五十壮，

休息痢：以长期或反复发作的腹部隐痛，里急后重，善质稀烂或便中带血为特点的痢疾。

霍乱：病名。是由于受到湿热疫毒之邪侵袭所致，属中医疫病范畴，是一种急性病证。患病后会出现剧烈腹泻、呕吐、脱水等不适，且伴随发热、肌肉酸痛、头痛等症状。

若四肢厥冷，六脉微细者，其阳欲脱也，急灸关元三百壮。

——疟疾乃冷物积滞而成，不过十日、半月自愈。若延绵不绝乃成脾疟，气虚也，久则元气脱尽而死，灸中脘及左命关各百壮。

——黄疸眼目及遍身皆黄，小便赤色，乃冷物伤脾所致，灸左命关一百壮，忌服凉药。若兼黑疸乃房劳伤肾，再灸命关三百壮。命关当作命门。

【白话译文】

虚劳咳嗽潮热，咯血、吐血、六脉弦紧，这些都是因为肾气亏损将要虚脱，应立即灸关元穴三百壮，内服保元丹可以保住性命。如果误服知母、黄柏、当归、生地黄等，会立刻死亡。可能是因为这些药物苦寒重损害阳气而引起的。虚劳而导致六脉弦紧，此为肾气损耗虚脱的症状。然而现在治疗虚劳的人，脉象微、细、急、疾，还在使用寒凉药物，真是将患者性命看待为杂草，这样的人不知道结果如何。

水肿膨胀，小便不通，气息喘急不能平卧，这是脾气严重受损的表现，应立即灸命关穴二百壮，以挽救脾气。再灸关元六三百壮，以扶助肾气，体内水气运化如常，水肿膨胀也自会消退。

读书笔记

脾虚泄泻下注，这是脾肾之气受损的表现，二三日便能伤人性命，也应该灸命关穴、关元穴各二百壮。

休息痢泻下五色脓水，是由于脾气受损所致，半个月就会伤人性命，也应该灸命关穴、关元穴各三百壮。

霍乱吐泻，是由寒凉饮食伤人胃气而引起的，宜灸中脘穴五十壮。若出现四肢冰凉，六脉微细，这是阳气将要虚脱的表现，应立即灸关元穴三百壮。

疟疾是由于寒凉饮食停滞于体内导致，不超过 10 天、半个月的时间就能自己痊愈。如果病程缠绵不愈发展成脾疟，这是气虚的缘故，病久会导致元气虚脱耗尽而死亡，宜灸中脘穴及左侧的命关穴各一百壮。

黄疸患者，其眼睛及全身皮肤都会发黄，小便发红，这是由寒凉饮食损伤脾气所导致，宜灸左侧命关穴一百壮，忌服寒凉药物。如果同时患有黑疸，这是房劳伤肾所致，再灸命关穴三百壮。此处命关穴应为命门穴。

——番胃，食已即吐，乃饮食失节，脾气损也，灸命关三百壮。

番胃：即反胃。

——尸厥不省人事，又名气厥，灸中脘五十壮。

——风狂妄语，乃心气不足，为风邪客于包络也。先服睡圣散，灸巨阙穴七十壮，灸疮发过，再灸足三里五十壮。

——胁痛不止乃饮食伤脾，灸左命关一百壮。

——两胁连心痛乃恚（huì）怒伤肝脾肾三经，灸左命关二百壮，关元三百壮。

恚怒：生气，愤怒。

——肺寒胸膈胀，时吐酸，逆气上攻，食已作饱，困倦无力，口中如含冰雪，此名冷劳，又名膏肓病。乃冷物伤肺，反服凉药，损其肺气，灸中府二穴各二百壮。

——咳嗽病，因形寒饮冷，冰消肺气，灸天突穴五十壮。

——久嗽不止，灸肺俞二穴各五十壮即止。若伤寒后或中年久嗽不止，恐成虚劳，当灸关元三百壮。

——疠（lì）风因卧风湿地处，受其毒气，中于五脏，令人面目庞起如黑云，或遍身如锥刺，或两手顽麻，灸五脏俞穴。先灸肺俞，次心俞、脾俞，再次肝俞、肾俞，各五十壮，周而复始，病愈为度。

——暑月发燥热，乃冷物伤脾胃肾气所致，灸命关二百壮。或心膈胀闷作疼，灸左命关五十壮，若作中暑服凉药即死矣。

📝读书笔记

中府

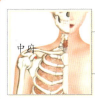

● 精准定位
在胸部，横平第
1肋间隙，锁骨
下窝外侧，前正
中线旁开6寸

● 简便取穴
两手叉腰正立，锁
骨外侧端下缘有三
角窝，由此窝正中
垂直向下平第1肋
间隙处即是此穴

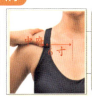

五脏俞穴

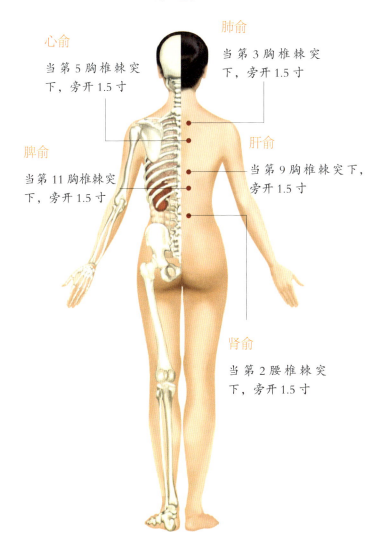

心俞
当第5胸椎棘突
下，旁开1.5寸

肺俞
当第3胸椎棘突
下，旁开1.5寸

脾俞
当第11胸椎棘突
下，旁开1.5寸

肝俞
当第9胸椎棘突下，
旁开1.5寸

肾俞
当第2腰椎棘突
下，旁开1.5寸

【白话译文】

反胃，食后即吐，是饮食没有节制，脾气受损的缘故，宜灸命关穴三百壮。

尸厥，表现为不省人事，又称为气厥，宜灸中脘穴五十壮。

疯狂妄语，是心气不足，风邪侵入心包络的表现。应当先服用睡圣散，灸巨阙穴七十壮，待灸疮发出后，再灸足三里五十壮。

胁痛不止是饮食损伤脾气的缘故，宜灸左侧命关穴一百壮。

两侧胁肋牵连心胸部疼痛，是由于愤怒损伤肝、脾、肾三经，宜灸左侧命关穴二百壮、关元穴三百壮。

肺寒胸膈胀满，不时呕吐酸水，气逆上冲，饱食之后，困倦无力，口中如含有冰雪一样，称为冷劳，又称为膏肓病。这是由于寒凉之物伤肺，却误服凉药，损伤肺气，宜灸双侧中府穴各二百壮。

咳嗽，是由于身体感寒或饮食寒凉，导致寒凉之气伤损肺气，宜灸天突穴五十壮。

久咳不止，宜灸双侧肺俞穴各五十壮，立即痊愈。如果患伤寒或者中年患者久咳不止，恐怕会转变成虚劳病，应灸关元穴三百壮。

麻风病，多因睡卧于风寒湿地，感受其毒气，侵入五脏，使人面目突然肿大发黑如黑云，面色晦暗，或者浑身上下好像被锥刺一样疼痛难忍，或者双手感觉麻木，宜灸五脏俞穴。先灸肺俞，次灸心俞、脾俞，再灸肝俞、肾俞，各灸五十壮，循环不断，直到病情痊愈为止。

暑月发燥热，是寒冷之物损伤脾、胃、肾气所致，宜灸命关穴二百壮。如果兼有心脏胸膈胀闷疼痛，宜灸左侧的命关穴五十壮。如果当作中暑而误服寒凉药物，就会立即死亡。

——中风病，方书灸百会、肩井、曲池、三里等穴，多不效。此非黄帝正法，灸关元五百壮，百发百中。

——中风失音乃肺肾气损，金水不生，灸关元五百壮。

——肠澼（pǐ）下血，久不止，此饮食冷物损大肠气也，灸神阙穴三百壮。

——虚劳人及老人与病后大便不通，难服利药，灸神阙一百壮自通。

——小便下血乃房事劳损肾气，灸关元二百壮。

——砂石淋诸药不效，乃肾家虚火所凝也，

砂石淋：砂淋、石淋的总称，包括肾结石、输尿管结石、膀胱结石等泌尿系疾病。病机为湿热蕴结下焦，煎熬尿液，而成"砂""石"。小如砂，叫作砂淋；大如石，叫作石淋。

灸关元三百壮。

——上消病，日饮水三五升，乃心肺壅（yōng）热，又吃冷物，伤肺肾之气，灸关元一百壮，可以免死。或春灸气海，秋灸关元三百壮，口生津液。

——中消病，多食而四肢羸（léi）瘦，困倦无力，乃脾胃肾虚也，当灸关元五百壮。

——腰足不仁，行步少力，乃房劳损肾，以致骨痿，急灸关元五百壮。

——昏默不省人事，饮食欲进不进，或卧或不卧，或行或不行，莫知病之所在，乃思虑太过，耗伤心血故也，灸巨阙五十壮。

——脾病致黑色萎黄，饮食少进，灸左命关五十壮。或兼黧（lí）色，乃损肾也，再灸关元二百壮。

骨痿：属痿证之一，症见腰脊酸软，难于直立，下肢痿弱无力，面色暗黑，牙齿干枯等。由大热灼伤阴液，或长期过劳，肾精亏损，肾火亢盛等，使骨枯而髓减所致。

黧色：黑中带黄的颜色。

【白话译文】

中风病，医书记载灸百会、肩井、曲池、足三里等穴，多不见效。这不是《黄帝内经》所记载的正确治疗方法，灸关元穴五百壮，必见疗效。

中风失音者，是由于肺肾之气受损，肺金不能滋养肾水，宜灸关元穴五百壮。

痢疾下血，病久不止，这是由于饮食生冷损伤大肠之气，宜灸神阙穴三百壮。

虚劳患者、老年人及病后初愈者，由于气血虚弱而大便不通，不适于服用泻下药物，灸神阙穴一百壮则大便自通。

小便下血是由于房劳损伤肾气，宜灸关元穴二百壮。

石淋证，诸般药物皆无疗效，是由肾中虚火凝炼而成，宜灸关元穴三百壮。

上消病，一天可饮水 3~5L，是心肺有积热，又吃寒冷食物，损伤肺肾之气所致，灸关元穴一百壮，可以保全性命。或者春天灸气海穴，秋天灸关元穴三百壮，口中自会生出津液。

中消病，饮食增多却四肢瘦弱，困倦无力，是由脾、胃、肾都虚弱所致，应当灸关元穴五百壮。

腰腿部麻木不仁，行走乏力，是由于房劳损伤肾气，导致骨痿，应立即灸关元穴五百壮。

患者糊涂沉默状，不省人事，饮食或吃或不吃，休息或好或不好，行动或正常或不正常，说不清病情到底在哪儿，这是思虑太过、耗伤心血的原因，宜灸巨阙穴五十壮。

脾脏疾病导致面色发黑或瘦弱发黄，饮食减少，宜灸左侧命关穴五十壮。如果面色黑中带黄，这是损伤肾气的表现，宜再灸关元穴二百壮。

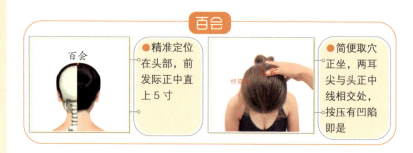

百会

● 精准定位
在头部，前发际正中直上 5 寸

● 简便取穴
正坐，两耳尖与头正中线相交处，按压有凹陷即是

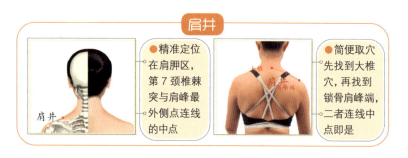

肩井

● 精准定位
在肩胛区，第 7 颈椎棘突与肩峰最外侧点连线的中点

● 简便取穴
先找到大椎穴，再找到锁骨肩峰端，二者连线中点即是

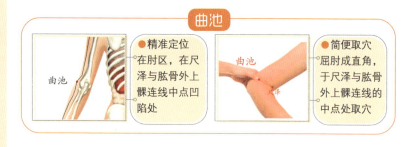

曲池

● 精准定位
在肘区，在尺泽与肱骨外上髁连线中点凹陷处

● 简便取穴
屈肘成直角，于尺泽与肱骨外上髁连线的中点处取穴

读书笔记

——贼风入耳，口眼歪斜，随左右灸地仓穴五十壮，或二七壮。

——耳轮焦枯，面色渐黑，乃肾劳也，灸关元五百壮。

——中年以上之人，口干舌燥，乃肾水不生津液也，灸关元三百壮，若误服凉药，必伤脾胃而死。

——中年以上之人，腰腿骨节作疼，乃肾气虚惫也，风邪所乘之证，灸关元三百壮。若服辛温除风之药，则肾水愈涸，难救。

——腿膞间发赤肿，乃肾气风邪着骨，恐生附骨疽，灸关元二百壮。

附骨疽：指毒气深沉，结聚于骨而发生的深部脓疡，又称骨痈、贴骨痈。

——老人滑肠困重，乃阳气虚脱，小便不禁，灸神阙三百壮。

——老人气喘，乃肾虚气不归海，灸关元二百壮。

——老人大便不禁，乃脾肾气衰，灸左命关、关元各二百壮。

——两眼昏黑，欲成内障，乃脾肾气虚所致，灸关元三百壮。

——瘰疬（luǒ lì）因忧郁伤肝，或食鼠涎之毒而成，于疮头上灸三七壮，以麻油润百花膏涂之，灸疮发过愈。

【白话译文】

虚邪贼风侵入耳部，导致口眼㖞（wāi）斜，应灸病患侧地仓穴五十壮，或者灸十四壮。

读书笔记

耳朵焦枯，面色逐渐发黑，这是劳损伤及肾脏的缘故，宜灸关元穴五百壮。

中年以上的人，病发口干舌燥，是由肾水不能生津液所致，宜灸关元穴三百壮。如果误服寒凉药物，定会损伤脾胃而致死亡。

中年以上的人，腰腿关节疼痛，是由肾气虚弱，风邪乘虚而入所致，宜灸关元穴三百壮。如果服用辛温祛风之药，肾水会更加干涸，难以救治。

膝关节处发为红肿，是由于肾气虚弱，风邪乘虚侵入骨部，恐怕会形成附骨疽，宜灸关元穴二百壮。

老年人腹泻拉肚子，身体困重，是阳气虚脱的缘故，小便失控，宜灸神阙穴三百壮。

老年人气喘，是由于肾气虚，不能归于气海丹田，宜灸关元穴二百壮。

老年人大便失禁，是由脾肾气衰所致，宜灸左侧命关穴、关元穴各二百壮。

眼前发黑，将要变成内障，是脾肾气虚的缘故，宜灸关元穴三百壮。

瘰病发病，多因忧郁伤肝，或不慎误食老鼠涎液之毒而成，宜于疮头上灸二十一壮，用麻油调百花膏涂之，等灸疮发过以后，自然痊愈。

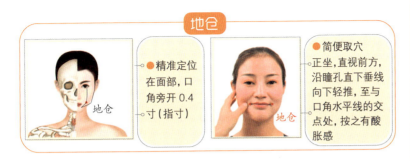

地仓

● 精准定位
在面部，口角旁开 0.4 寸（指寸）

● 简便取穴
正坐，直视前方，沿瞳孔直下垂线向下轻推，至与口角水平线的交点处，按之有酸胀感

——破伤风，牙关紧急，项背强直，灸关元穴百壮。

——寒湿腰痛，灸腰俞穴五十壮。

——行路忽上膝及腿如锥，乃风湿所袭，于痛处灸三十壮。

——脚气少力或顽麻疼痛，灸涌泉穴五十壮。

——顽癣（xuǎn）浸淫或小儿秃疮，皆汗出入水，湿淫皮毛而致也，于生疮处隔三寸灸三壮，出黄水愈。

凡灸大人，艾炷须如莲子，底阔三分，灸二十壮后却减一分，务要紧实。若灸四肢及小儿，艾炷如苍耳子大。灸头面，艾炷如麦粒子大。其灰以鹅毛扫去，不可口吹。

如癫狂人不可灸，及膏粱人怕痛者，先服

读书笔记

睡圣散，然后灸之。一服止可灸五十壮，醒后再服、再灸。

【白话译文】

破伤风，牙关紧闭，项背强直，宜灸关元穴一百壮。

寒湿腰痛者，宜灸腰俞穴五十壮。

行走期间，突然膝关节及腿部疼痛如锥刺，是由于风湿侵袭所致，宜于痛处灸三十壮。

脚气乏力或者麻木疼痛，宜灸涌泉穴五十壮。

顽癣泛发或者小儿秃疮，都是由于出汗之后入水洗浴，湿邪浸淫皮毛所致，在生疮处附近隔三寸灸三壮，出黄水后痊愈。

给成年人施灸，艾炷须如莲子大小，底部宽三分，灸二十壮后要减一分，务必要紧实。如果灸四肢及小儿，艾炷须如苍耳子大小。灸头面，艾炷须如麦粒大小。艾炷燃尽后的灰末要用鹅毛扫去，不可用口吹。

癫狂之人及娇贵、害怕疼痛的人不可直接施灸，应先给予服用睡圣散，然后施灸。服用一次之后只可灸五十壮，待其醒后，再次服用睡圣散，再施用灸法。

读书笔记

窦材灸法归纳表

灸穴	主病
灸关元	中风半身不遂言语蹇涩、伤寒少阴证、脑疽发背诸般疔疮恶毒、虚劳咳嗽、潮热咯血、中风失音、小便下血、砂石淋、上消、中消、骨痿、肾劳（耳轮焦枯、面色渐黑）、中年人口干舌燥腰腿骨节作痛，腿骱间发赤肿恐生附骨疽、老年人气喘、两眼昏黑欲成内障、破伤风
灸关元、命关	伤害太阴证、水肿膨胀小便不通气喘不卧、脾泄注下、休息痢下五色脓、两胁连心痛、脾病致黑色痿黄、老年人大便不禁
灸中脘	霍乱吐泻、尸厥
灸中脘、左命关	疟疾
灸命关	黄疸、反胃食已即吐、胁痛不止、暑月发燥热
灸巨阙、足三里	风狂妄语
灸巨阙	昏默不省人事（思虑太过耗伤心血）
灸神阙	肠癖下血、大便不通、老年人滑肠小便不禁
灸地仓	口眼㖞斜
灸肺俞、心俞、脾俞、肝俞、肾俞	疬风
灸腰俞	寒湿腰痛
灸天突	急喉痹、咳嗽、颌肿、水谷不下
灸中府	肺寒
灸涌泉	脚气少力
灸局部	瘰疬（灸疮头上）、膝腿痛（灸痛处）、顽癣秃疮（疮处隔三寸灸）

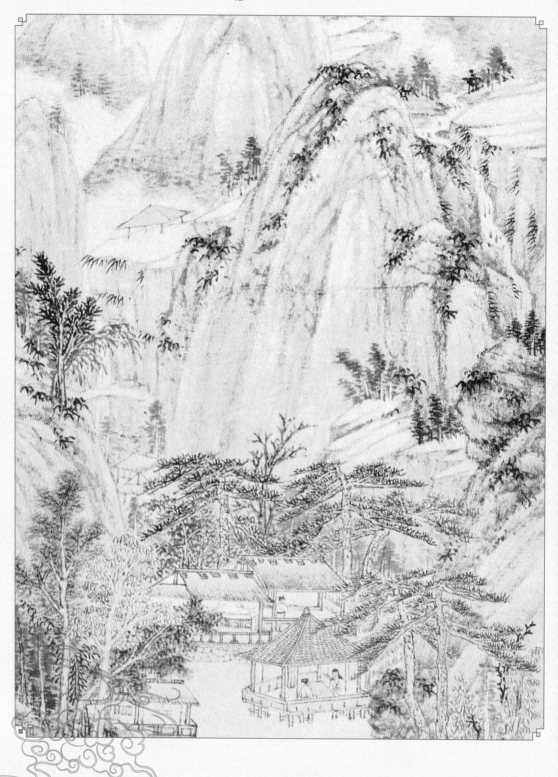

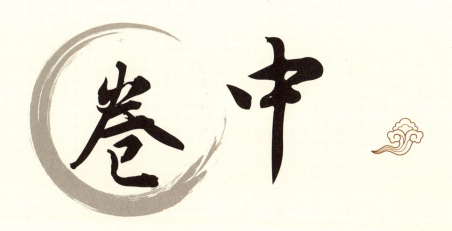

名家带你读

　　本卷论述了伤寒、阴毒、劳复、喉痹、中风等外感、内伤

及各科临床杂病的症状及治疗。

伤寒

伤寒六脉浮紧，呻吟不绝，足指温者，阳也；忌服凉药，恐变为阴，害人性命。至六日，发烦躁，乃阴阳换气，欲作汗也。服当归茯苓散，汗出而愈。

六脉紧大，或弦细，不呻吟，多睡耳聋，足指冷，肢节痛，发黄，身生赤黑靥，时发噫气，皆阴也。灸关元三百壮，服金液丹、姜附汤，过十日半月，出汗而愈。若不早灸，反与凉药者，死。辨别阴阳不止于此，然熟体此二条，则治伤寒证误谬亦少。其灸法虽不能遍行，若贫家无力而遇难起之病，不能备参药，勉告以灸能活命。倘肯依从，未必非仁术之一端。予每见时疫盛行之际，乡陬（zōu）死者比户，心切怜之。倘尽心力并合丹药以济之，不特己身蒙福，子孙亦必昌大。若吐逆而心下痞，灸中脘五十壮。若微微发颤者，欲作汗，服姜附汤而愈。若少年壮实之人，伤寒至五六日，发狂逾垣上屋，胃中有积热也，服大通散，轻者，知母散亦愈。

伤寒：伤寒分广义伤寒和狭义伤寒，广义伤寒包括中风、伤寒、湿温、热病、温病；狭义伤寒是广义伤寒之一的伤寒，指感受寒邪引起的外感热病。

当归茯苓散：出自《妇人大全良方》，由当归、茯苓、白术、白芍、泽泻、川芎组成。

发黄：指由各种不同原因而引起遍身及皮肤或眼巩膜黄染的症状，又称"黄疸"。

乡陬：聚居的地方。村落、村庄。

心下痞：胃脘满闷，按之柔软不痛。

当归茯苓散

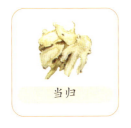
当归

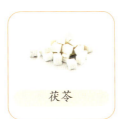
茯苓

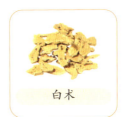
白术

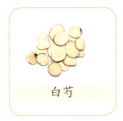
白芍

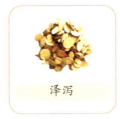
泽泻

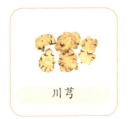
川芎

【白话译文】

伤寒病，双手寸、关、尺六部脉象浮紧，患者呻吟不止，足趾温暖，为阳证；忌服寒凉药物，恐变成阴证，伤害患者的生命。发病第六天，患者感觉烦躁不安，是阴阳之气转换将要出汗的迹象。服用当归茯苓散，出汗之后就会痊愈。

双手寸、关、尺六部脉象紧大，或者弦细，患者不呻吟，表现为嗜睡耳聋，足趾发凉，肢体关节疼痛，皮肤和眼巩膜黄染，身体出现红黑相间的色斑，不时嗳气，这些都是阴证的症状，可艾灸关元穴三百壮，予以服用金液丹、姜附汤，过 10 天、半个月之后，自然汗出痊愈。若是不尽早施灸，而是服用寒凉药物，患者必死。辨别阴阳

读书笔记

不止是这些，但是熟悉这两条辨证原则，也能减少治疗伤寒的错误。虽然灸法不能广泛应用，如果患者家贫却又患有危重疾病，无力准备人参等昂贵的药物，竭尽全力说服患者施灸来挽救他的生命。如果能遵从，也是仁术的一种表现。我每次看见有传染病流行时，乡村每家每户都有死去的人，我心里都很难过。如果我们尽最大的努力并用丹药治疗，不仅自己可以承蒙福泽，子孙后代也必然兴旺。若是伴有气逆呕吐，胃脘部满闷不舒，应艾灸中脘穴五十壮。若是伴有身体轻微地颤抖，是将要出汗的征兆，服用姜附汤即可痊愈。若是身体强壮的年轻人，伤寒发病至 5~6 天，狂躁不安，越墙爬屋，代表胃中有积热，应服用大通散；病证轻的患者，服用知母散也能痊愈。

审脉辨治伤寒

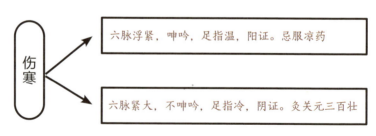

伤寒 → 六脉浮紧，呻吟，足指温，阳证。忌服凉药

伤寒 → 六脉紧大，不呻吟，足指冷，阴证。灸关元三百壮

《察病指南》中的脉象图

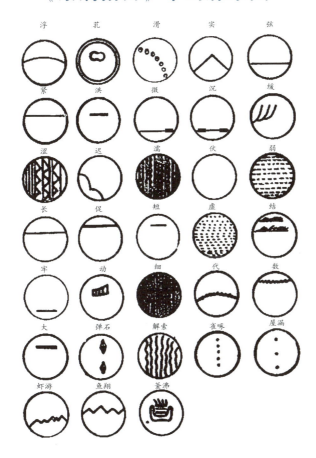

伤寒四经见证

🌀 伤寒只有四经，无少阳、厥阴二经。夫寒之中人，如太阳主皮毛，故寒邪先客此经；阳明主胃，凡形寒饮冷则伤之；太阴主脾，凡饮食失节，过食寒物则伤之；少阴主肾，寒水喜归本经也。故伤寒只有四经，若少阳、厥阴主肝胆，如忧思喜怒方得伤之，寒病最少。如耳聋囊缩者，少阴也；寒热口苦，乃阳病也，此四证俱不宜用寒凉药也。言无少阳厥阴二经，非通论也。时医见寒热口苦，耳聋胁痛，干呕吐逆，不辨阴阳，不审虚实，动云少阳，首尾小柴胡和解以为稳妥，不知虚阳提越，内阴愈甚，变为躁扰不安，胸膈痞闷，口渴谵妄，脉体弦急；更云内热已深，轻则泻心、白虎，重则陷胸、承气，不至冰脱不已。至若厥阴，标阴本风，中见火化，证来错杂，人多不识，误死者多矣。

【白话译文】

伤寒病辨证只有太阳、阳明、太阴、少阴四经，没有少阳、厥阴二经。寒邪侵入人体，因太阳经主表主皮毛，因此寒邪先侵入太阳经；阳明经主胃腑，凡是形体受寒、饮食生冷都会损伤胃气；太阴经主脾脏，凡是饮食没有节制、过食寒凉食物都会损伤脾脏；少阴经主肾脏，寒凉之性的邪气容易侵袭本经。因此，伤寒病辨证只有四经，而少阳经、厥阴经主肝胆，由忧思喜怒致病，因寒致病者最少。如耳聋、阴囊上缩者，病属少阴；寒热交替、口苦者，属阳病，这 4 种症状都不宜使用寒凉药物。文中说没有少阳、厥阴二经，事实并非如此。医生见到患者出现寒热交替、口苦、耳聋、胁痛、干呕、吐逆等时，不区分疾病的阴阳属性，不审察虚实，动辄判断是少阳病，全程使用小柴胡汤和解少阳，觉得很适合。却不知道体内虚阳浮越于表，体内阴气更重，患者会变得烦躁不安、胸膈痞塞满闷、口渴、精神错乱、脉象弦急；有的医生甚至认为内热已深，轻则使用泻心汤、白虎汤，重则使用陷胸汤、承气汤，直到阳气耗尽才罢休。如果病变至厥阴经，标属阴而本属风，中见火化，症候错杂，大多数医生都无法辨识，导致耽误病情，使患者死亡，这种案例太多了。

伤寒的发展与治疗

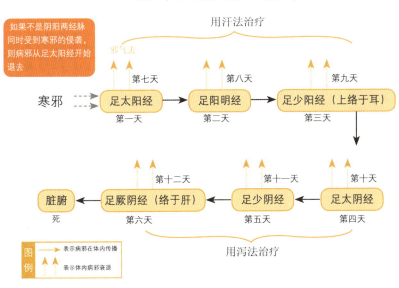

如果不是阴阳两经脉同时受到寒邪的侵袭，则病邪从足太阳经开始退去

用汗法治疗

邪气去

第七天　　第八天　　第九天

寒邪 ⇢⇢ 足太阳经 → 足阳明经 → 足少阳经（上络于耳）
第一天　　第二天　　第三天

第十二天　　第十一天　　第十天

脏腑 ← 足厥阴经（络于肝）← 足少阴经 ← 足太阴经
死　　第六天　　第五天　　第四天

用泻法治疗

图例
→ 表示病邪在体内传播
↑↑ 表示体内病邪衰退

读书笔记

太阳见证

太阳寒水，内属膀胱，故脉来浮紧，外证头疼发热，腰脊强，惟服平胃散，至六七日，出汗而愈。盖胃气不虚，传遍经络自愈也。仲景以为阳证，乃与凉药随经而解，反攻出他病，甚者变为阴证，六脉沉细，发厥而死，急灸关元，乃可复生。如本经至六七日发战者，欲作解而阳气少也，服姜附汤出汗而愈。仲景圆机活法，论中救误者甚多，何尝能误人哉！其误人者，乃后人误用仲景法而误之耳，于仲景何尤。

平胃散：出自《简要济众方》，由苍术、厚朴、陈皮、甘草组成。

圆机活法：治疗方法灵活变通。

论：这里指《伤寒论》。

✏读书笔记

平胃散

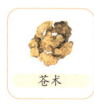
苍术

厚朴

陈皮

甘草

【白话译文】

足太阳膀胱经性属寒水，在内络属于膀胱，因此病变后表现出脉象浮紧，外证出现头痛发热、腰脊强痛，只要服用平胃散，到 6~7 天以后，就会出汗而痊愈。大概因为胃气不是很虚弱，邪气传遍经络之后自然就会痊愈。仲景认为这是阳证，使用寒凉药物，反而误诊误治，从而导致患者出现其他病证，严重的变为阴证，六脉沉细，死于厥脱。立即用艾灸关元穴，还能挽救性命。如果本经病证，在第六七天时出现战栗发抖，是因为疾病将痊愈但阳气不足，服用姜附汤助阳发汗后就会痊愈。仲景治疗方法很灵活，《伤寒论》中记载挽救被误治的患者非常多，怎么会误治别人呢？那些误治的病例，是后人误用仲景的治疗方法引起的，这和仲景有什么关系？

太阳病证

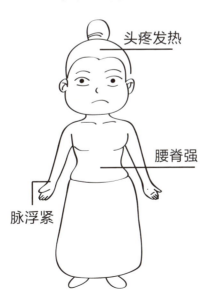

头疼发热

腰脊强

脉浮紧

阳明见证

❤ 阳明燥金，内属于胃，六脉浮紧而长，外证目痛发热，手足温，呻吟不绝，服当归柴胡汤、平胃散。仲景反言热深厥亦深，此误也。若果发昏厥，两目枯陷不能升者，急灸中脘五十壮，渐渐省人事，手足温者生，否则死。仲景厥阴证中，有厥热多寡之论，不过验邪正之进退，察阴阳之消长，示人为治之活法，无偏无倚，何误之有。

【白话译文】

足阳明胃经性属燥金，在内络属于胃，病变之后表现出脉象浮紧而长，出现目痛发热、手足自温、呻吟不止的症状，宜服当归柴胡汤、平胃散。但仲景说，内热愈盛则肢冷愈严重，这种说法是错误的。如果真是昏厥发作，两目塌陷，不能升举，应立即灸中脘穴五十壮，等患者意识慢慢恢复，手足逐渐温暖，才能存活，否则就会死亡。在仲景厥阴证中，有关于冷热多少的讨论，但只是查验正邪进退的趋势，审察阴阳消长的方法，向人们展示医治疾病的灵活方法，不偏不倚，有什么错误呢？

读书笔记

阳明病证

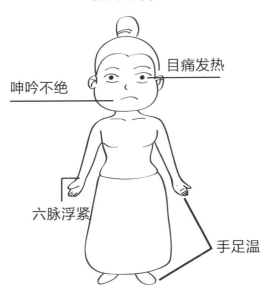

呻吟不绝

目痛发热

六脉浮紧

手足温

太阴见证

🌺 太阴湿土，内属于脾，其脉弦紧，外证不呻吟，四肢不痛，身不甚热，时自汗自利，手足冷，多痰唾，服保元丹、姜附汤，十日后汗出而愈。此证温治若早，愈亦甚速，稍不审察，害人亦易。又一证，发黄、生紫斑、咽干燥、噫气者，此名阴燥、阴黄，服钟乳粉，十日后汗出而愈。庸医或误认阳证，凉之即死。

📝 读书笔记

083

【白话译文】

足太阴脾经性属湿土，在内络属于脾，病变之后表现出脉象弦紧，出现不呻吟、四肢不痛、身体发热不严重、时有汗出和腹泻、手足发凉、咳痰较多等症状，服用保元丹、姜附汤，10天后汗出就会痊愈。此病证，若能较早使用温补法治疗，就能快速痊愈，如果不认真审察，就容易危害患者性命。又有一种病证，面色发黄、身上生紫斑，咽部干燥，打饱嗝，这种病称为阴燥、阴黄，宜服用钟乳粉，10天后汗出就会痊愈。庸医可能会误认为是阳证，施用凉药导致患者死亡。

太阴病证

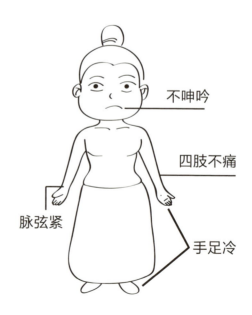

不呻吟

四肢不痛

脉弦紧

手足冷

读书笔记

少阴见证

少阴君火内属于肾，其脉弦大，外证肢节不痛，不呻吟，但好睡，足指冷，耳聋、口干、多痰唾，身生赤黑靥，时发噫气，身重如山，烦躁不止。急灸关元三百壮，内服保元丹、姜附汤，过十日汗出而愈。若作阳证，误服凉药，以致发昏谵语，循衣摸床，吐血脉细，乃真气虚，肾水欲涸（hé）也。仲景反曰：急下之，以救肾水，此误也。真气既虚，反用凉药，以攻其里，是促其死也。急灸关元三百壮，可保无虞。少阴本热标寒而又中见太阳，本热之证，固不易治，况标阴为病，千头万绪，变态百出，令人接应不暇。然只在初时体察真切，用灸用温，亦非难事。良由初着一错，贻误到底，害人不少。至若无本热，而又无中见之太阳，一派阴寒，必死无疑。或速灸关元，重投丹附，亦在于觉之早，庶望其生。少阴误治而变诸败逆证，诚为费手。先生之论，专属形脏，故尚温补；仲景之论，惟言气化，故

循衣摸床：为症状名，指患者神昏时，双手不自主地抚摸衣被或床沿的动作，多见于邪盛正虚或元气将脱的危重病候。

涸：尽去水而干枯。

📝 读书笔记

主承制。然论中用温者多，下者不过数条而已。况标本气化，今古难明，非神于仲景之法者不能。倘于急下证而误温，杀人反掌；急温证而误下，冤沉海底。嗟！嗟！医之为道诚难矣。

【白话译文】

足少阴肾经性属君火，在内络属于肾，病变之后表现出脉象弦大，出现四肢不痛，无呻吟，但是嗜睡、脚趾发凉，耳聋、口干、咯痰多，身体出现红黑相间的色斑、不时打嗝、身体沉重如山、烦躁不安等症状。应立即灸关元穴三百壮，内服保元丹、姜附汤，10天后就会汗出而愈。如果误认为是阳证，误服寒凉药物，可引起神志不清、胡言乱语、循衣摸床、吐血、脉细，均为真元之气虚弱、肾积液将要干涸的表现。但仲景说应立即使用泻下方法，以挽救肾积液，这种说法是错误的。真气已虚，却误用寒凉药物，以攻伐内里，等于加速患者的死亡。应立即灸关元六三百壮，就能保住性命。少阴本从热、标从寒，而又与太阳相为表里。本热之证，原本就难以治疗，何况更有标阴为病，千丝万缕，盘根错节，容易引发多种病证，让人难以应付。不过，只要初得病时认真审察，用艾灸温热之法，治疗并不难。最初要是分析错误，可延误病情，危害的人就很多。至于患者本来没有热证，也没有见到太阳证，一

读书笔记

派阴寒的表现，患者就一定会死。如果立即灸关元穴，大量使用丹药、附子等温热之药，或早期能够发现，患者还有存活的机会。少阴病误治之后会引起很多严重病证，治疗难度确实大。先生的论述，注重形体脏腑，因此主张温补之法；仲景的论述，注重气化，因此提倡承制之法。但是在论述中，用温补法者的占多数，用泻下法的只有几条。而且标本气化之理，在古代和现代都难以解释，除非是能够对仲景之法运用得非常娴熟的人。倘若对于应立即使用泻下之法而误用温补之法，轻而易举就会伤人性命；倘若对于应立即使用温补之法而误用泻下之法，患者就会冤死。唉！行医之术真的很难。

少阴病证

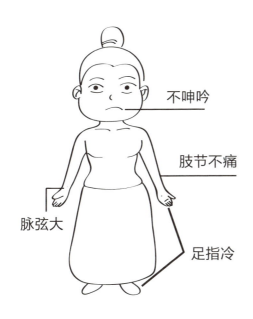

不呻吟

肢节不痛

脉弦大

足指冷

读书笔记

挟食冷物

🌀 脉沉为胃气寒，紧为冷气盛，滑则食不消。其证头痛、发热、呕吐、心下痞，时或腹痛，服丁香丸、来复丹；若冷物不消，荜澄茄散。胃虚者，平胃散、理中丸。

胃虚：胃气虚弱。

【白话译文】

脉沉说明胃中有寒，脉紧说明冷气偏盛，脉滑说明饮食积滞。其表现为头痛、发热、呕吐、胃部胀满，有时治疗腹痛的症状可以服用丁香丸、来复丹。如果胃中寒冷积滞不除，可以服用荜澄茄散。胃气虚弱的患者，可以服用平胃散、理中丸。

阴毒

🌀 或肾虚人，或房事后，或胃发冷气，即腹痛烦躁，甚者囊缩，昏闷而死。急灸关元一百壮，内服姜附汤、保元丹可救一二。若迟则气脱，虽

气脱：指正气的耗损脱失。

灸亦无益矣。审证的确，即当速救，不可因循，致归绝路。

【白话译文】

　　肾虚的人，或者房事之后，或者胃腑感受寒冷邪气，就会出现腹痛、烦躁不安的症状，严重者可出现阴囊上缩，头部昏闷而致死亡。应立即灸关元穴一百壮，内服姜附汤、保元丹，还能有救治的可能。若拖延治疗，会引起元气虚脱，此时虽然使用灸法也已毫无意义。如果审察病证准确，应立即进行救治，不能墨守成规，从而导致患者死亡。

老人伤寒

🍂**切忌发汗及吐下，盖元气盛，则邪不能为害，传遍经络自愈。仲景不敢补，反攻邪气，致正气受伤，误人多矣。凡遇此证，只用姜附汤多服，自然解散。**元虚而受攻伤正，何必老人，仲景医之圣者，宁不知此。

吐下：指呕吐下泻。

【白话译文】

　　对于老年人伤寒病，忌用发汗、吐法及下法治疗。由于体内元气盛，邪气不足为惧，待其传遍经络后就能自行痊愈。仲景不敢使用补法，却攻伐邪气，使正气受伤，导致被误治的患者非常多。如果遇到这种病证，只要多服姜附汤，自然就会邪散痊愈。元气虚弱，而攻伐之法定会损伤正气，何况是老年人呢？仲景作为医中之圣，难道不明白这个道理吗？

阴阳换气

🌀 **凡伤寒阳证欲作汗，阴证已加灸，真元欲复，与邪气分争，必发寒战，鼻衄（nǜ）昏迷，牙关微紧，四肢微厥，乃阴阳换气也。一二时辰，自然腋下汗出而愈。** 阴阳换气，即今之所谓战汗，须预告病家，令其不必惊骇，否则阖室苍惶，谗言蜂起，彼时一剂误投，遂有生死之判。

鼻衄：即鼻出血。

读书笔记

【白话译文】

凡是伤寒阳证将要出汗，或者阴证已用艾灸治疗，真元之气即将恢复，与邪气冲突时，就一定会引起寒战，鼻中出血，神志昏迷，牙关微紧，四肢稍微发凉，这是阴阳之气转换的表现。2~4 小时之后，腋下出汗就会痊愈。阴阳之气转换，就是现在所说的战汗，一定要事先告知患者及其家属，令其不用担心害怕，不然全家一时慌张，贬损医生，到时再误用一剂药物，就会出现生死立判的结果。

伤寒谵语

🌀 **凡伤寒谵语，属少阴，仲景属阳明误也。阳明内热必发狂，今止谵语，故为少阴。仲景皆指神虚，未尝不属少阴也。急灸关元三百壮。若灸后，仍不止者死。**

【白话译文】

凡是伤寒谵语，均属少阴病证，仲景认为其不属于阳明病证。阳明有内热就必然发狂，但目前只出现谵语的症状，因此属于少阴病证。对于少阴病，仲景认为是神气衰少，谵语未尝不属于少阴病证。应立即灸关元穴三百壮。若在施灸后，谵语还没有停止，患者将死亡。

📖 读书笔记

伤寒衄血

凡鼻衄不过一二盏者，气欲和也，不汗而愈。若衄至升斗者，乃真气脱也，针关元入三寸，留二十呼，血立止；再灸关元二百壮，服金液丹。不然恐成虚劳中满。当解、当清、当温、当补，审证施治，庶几无误。

中满：脘腹胀满。

庶几：相近、差不多。

【白话译文】

凡是鼻中出血不超过一二盏，说明气机将要调和，不出汗就会痊愈。如果出血量达到升或斗，说明真气将要虚脱，宜针刺关元穴，进针三寸，留针二十呼，血可立即止住；再灸关元穴二百壮，服用金液丹。若不这样做，就可能引发虚劳、中满等病证。当用和解法、清法、温法，补法，在认真审察后再进行治疗，大约可以没有失误。

读书笔记

劳复

癥：本意指病愈。

伤寒癥（chài）后，饮食起居劳动则复发热。

其候头痛、身热、烦躁，或腹疼，脉浮而紧，此劳复也。服平胃散、分气丸，汗出而愈。若连服三四次不除者，此元气大虚故也，灸中脘五十壮。劳复证仲景数方，用须斟酌。第一须审邪气之有无，辨寒热之多寡，以施治则无误矣。

分气丸：出自《圣济总录》，由京三棱、蓬莪术、青橘皮、胡椒、阿魏组成。

分气丸

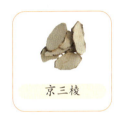

京三棱

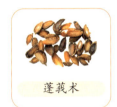

蓬莪术

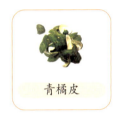

青橘皮

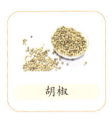

胡椒

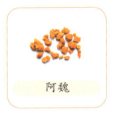

阿魏

【白话译文】

伤寒痊愈后，轻微的饮食起居等活动都会导致再次发热。症状包括头痛、身热、烦躁，或腹疼，脉浮而紧，这是劳复证。应服用平胃散、分气丸，汗出后就会痊愈。若连续服用3~4次还是没有退热，那是因为元气非常虚弱，宜灸中脘穴五十壮。对于劳复证，仲景有好几个治疗的方子，使用时要慎重考虑。首要的一点是要审查邪气的有无，

读书笔记

辨清寒热的多少，这样治疗就不会出现失误。

喉痹

💮 **此病由肺肾气虚，风寒客之，令人颐颔粗肿，咽喉闭塞，汤药不下，死在须臾者，急灌黄药子散，吐出恶涎而愈。此病轻者治肺，服姜附汤，灸天突穴五十壮亦好；重者服钟乳粉，灸关元穴，亦服姜附汤。**

【白话译文】

喉痹是因肺肾气虚，风寒邪气侵袭所致，会出现面颊下巴粗肿，咽喉阻塞不通，汤药咽不下去，生死就在一瞬间，立即给患者灌下黄药子散，使其吐出涎液后便可痊愈。对于病情较轻的患者，应治疗肺脏，服用姜附汤，或艾灸天突穴五十壮也可痊愈；对于病情较重的患者，应服用钟乳粉，或艾灸关元穴，或服用姜附汤。

📝 读书笔记

中风

此病皆因房事、六欲、七情所伤。真气虚，为风邪所乘，客于五脏之俞，则为中风偏枯等证。若中脾胃之俞，则右手足不用；中心肝之俞，则左手足不用。大抵能任用，但少力麻痹者为轻，能举而不能用者稍轻，全不能举动者最重。邪气入脏则废九窍，甚者卒中而死。入腑则坏四肢，或有可愈者。

治法：先灸关元五百壮，五日便安。次服保元丹一二斤，以壮元气；再服八仙丹、八风汤则终身不发。若不灸脐下，不服丹药，虽愈不过三五年，再作必死。然此证最忌汗、吐、下，损其元气必死。大凡风脉，浮而迟缓者生，急疾者重，一息八九至者死。中风之证，古方书虽有中脏、中腑、中经脉之别，然其要不过闭证与脱证而已。闭证虽属实，而虚者不少，或可用开关、通窍、行痰、疏气之剂。关窍一开，痰气稍顺，急当审其形藏，察其气血，而调治之。更视其兼证之有无，

偏枯：指中风后遗症，半身不遂。

✎ 读书笔记

虚实之孰胜，或补或泻；再佐以先生之法，庶几
为效速，而无痿废难起之患矣。至若脱证，唯一
于虚，重剂参附或可保全，然不若先生之丹艾为
万全也。予见近时医家，脱证已具三四，而犹云
有风有痰，虽用参附而必佐以秦艽（jiāo）、天麻、
胆星、竹沥冰陷疏散。是诚不知缓急者也，乌足
与论医道哉。

闭证宜开，脱证宜固

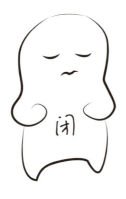
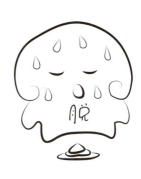

【白话译文】

中风病通常是由房事过度、七情六欲所引起的。当真
元之气较弱时，风邪侵入，侵犯五脏经络的腧穴，会导致
中风偏枯等病证。倘若风邪侵犯脾、胃经络的腧穴，表现
为右侧手脚活动不利；侵犯心、肝经络的腧穴，表现为左
侧手脚活动不利。通常来说，如果能够自己活动自理，只
是觉得虚弱无力、麻木的，为轻证；如果可以抬起四肢但

失去正常功能，病情稍轻；完全动不了，病情最严重。邪气侵入五脏，可导致九窍废用，严重的患者会因为突发中风而死亡。邪气侵入六腑会损害四肢，但有些是能够痊愈的。

治法：宜先灸关元穴五百壮，5天后病情便会好转。再服用保元丹一二斤，增强元气；再服用八仙丹、八风汤则终身不发。如果不灸脐下关元穴，不服用丹药，就算痊愈了不超过3~5年也会再发，必然导致死亡。不过，中风最忌讳使用汗、吐、下方法，损害元气就一定会死。凡是感受风邪的脉象，浮而迟缓者能保住性命，脉象急数者病情严重，脉率一息八九至者就会死亡。中风之证，古代医书中虽有中脏、中腑、中经脉之分，但要点仅为闭证与脱证之分。闭证虽然属于实证，但病性属虚者也很多，或者可以使用通关、开窍、化痰、行气的方剂。关窍打开后，痰气稍微顺畅，应立即检查其形体脏腑、气血流通的情况，然后进行治疗。检查是否有兼证，分辨虚实，用补法还是泻法；同时使用先生的方法，疗效几乎是立竿见影，且没有痿弱瘫痪难治的病证。而对于脱证，病性纯属虚证，重用参附之剂可能会保住性命，但效果不如先生的丹药和艾灸。我看到当今的医生，脱证已显示出三四分，却还说有风、有痰，即使使用人参、附子也必定会加入秦艽、天麻、胆南星、竹沥这些寒凉药物从而影响疏散效果。实在是不清楚病情

读书笔记

的轻重缓急，哪里值得与他们谈论医道？

口眼㖞斜

贼风：又称为
虚邪贼风，也
可称之为虚风，
泛指自然界不
正常的气候。

八风散：出自
《太平惠民和
剂局方》，由
藿香、白芷、
前胡、黄芪、甘
草、人参、羌（qiāng）
活、防风组成。

🌀 **此因贼风入舍于阳明之经，其脉挟口环唇，遇风气则经脉牵急，又风入手太阳经亦有此证。**

治法：当灸地仓穴二十壮，艾炷如小麦粒大。左㖞灸左，右㖞灸右，后服八风散，三五七散，一月全安。 此证非中风兼证之口眼㖞斜，乃身无他苦而单现此者，是贼风之客也。然有筋脉之异，伤筋则痛，伤脉则无痛，稍有差别，治法相同。

✏️读书笔记

【白话译文】

口眼㖞斜是因为虚邪贼风侵入阳明经脉，阳明经脉夹口环唇，遇到风气则引发经脉拘挛，风邪入侵手太阳经脉也会出现这种症状。

治法：应当灸地仓穴二十壮，艾炷如小麦粒大小。左侧口歪灸左侧，右侧口歪灸右侧，然后服用八风散、三五七散，一个月后痊愈。此病证并非中风所引起的口眼㖞斜兼证，而是身体无其他不适，单独出现的这种症状，是因为风邪乘虚侵袭人体。不过有伤筋、伤脉的区别，伤筋疼痛，而伤脉不疼痛，症状表现稍微不同，不过治法相同。

八风散

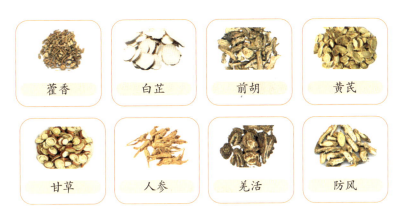

藿香	白芷	前胡	黄芪
甘草	人参	羌活	防风

破伤风

凡疮口或金刃破处，宜先贴膏药以御风，不然致风气入内，则成破伤风。此证最急，须早治，迟则不救。若初得此时，风客太阳经，令人牙关紧急，四肢反张，项背强直，急服金华散，连进二三服，汗出即愈。若救迟则危笃，额上自汗，速灸关元三百壮可保，若真气脱，虽灸无用矣。此证所患甚微，为害甚大，虽一毛孔之伤，有关

金华散：出自《幼幼新书》，由郁金（皂荚水煮）、皂荚、天竺黄、煅芒硝、炙甘草、朱砂组成。

髭：嘴周围的胡子。

性命之急。一人因拔髭（zī）一茎，忽然肿起不食。有友人询余，余曰：此破伤风也，速灸为妙。疡医认作髭疗，治以寒凉，不数日发痉而死。

金华散

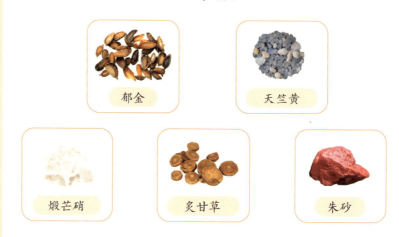

郁金　　　天竺黄

煅芒硝　　灸甘草　　朱砂

【白话译文】

凡是皮损疮口或者被尖锐物体割伤的地方，都应先贴膏药来抵御风邪，不然风邪侵入人体，则变为破伤风。此病证最紧迫，要尽早治疗，延误后就不能治疗了。若刚发病时，风邪侵入太阳经，使人牙关紧闭，四肢拘急反张，项背强直，立即服用金华散，连续服用2~3剂药，出汗后即可痊愈。倘若治疗延误，病情就会变得危重，如果出现额头上自汗，立即灸关元穴三百壮可以保全性命。如果真元之气已经虚脱，即使艾灸也无济于事了。此病证虽然发病率很低，但有很大的危害。伤口虽然小，但有性命之忧。

读书笔记

有位患者只拔了一根嘴边的胡须，就突然面部肿胀，无法进食。有朋友向我请教，我说："这是破伤风，立即艾灸效果最好。"但医生以为是疔疮，用寒凉药物治疗，没过几天患者就全身抽搐死亡了。

洗头风

❧ 凡人沐头后，或犯房事，或当风取凉，致贼风客入太阳经，或风府穴，令人卒仆，口牙皆紧，四肢反张。急服姜附汤，甚者灸石门穴三十壮。此证若无房事之伤，焉至于此，慎之！慎之！

石门穴

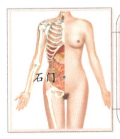

●精准定位
在下腹部，脐中下2寸，前正中线上

石门

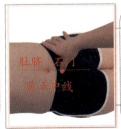

肚脐 石门
前正中线

●简便取穴
在下腹部，正中线上，肚脐中央向下3横指处即是

读书笔记

【白话译文】

人在洗头沐浴后，或者行房事后，或者迎面吹凉风，

可使风邪侵入太阳经或者风府穴，致人突然昏倒，牙关紧闭，四肢拘急反张，应立即服用姜附汤，严重者艾灸石门穴三十壮。如果没有房事损害的基础，此病证怎么会到如此程度？务必当心！务必当心！

牙槽风

　凡牙齿以刀针挑之，致牙根空露，为风邪所乘，令人齿龋（qǔ）。急者溃烂于顷刻，急服姜附汤，甚者灸石门穴。肾主骨，齿乃骨之余，破伤宣露，风邪直袭肾经，致溃烂于俄顷，舍姜附而用寒凉为变，可胜道哉。

宣露：显露，外露。

俄顷：片刻，很短的时间。

✏读书笔记

【白话译文】

凡是用刀具或者针具挑动牙齿，造成牙齿周围空虚，风邪趁机进入，让人的牙齿变腐蚀，发病快的牙齿很快就会被腐蚀，应立即服用姜附汤，病情严重的患者应艾灸石门穴。肾主骨，齿为骨之余，牙根损伤露出，风邪直接通过牙齿侵入肾经，造成牙齿迅速溃烂，不用姜附汤却用寒凉药物，从而造成病情危重，怎么说得完啊。

水肿

　　此证由脾胃素弱，为饮食冷物所伤，或因病服攻克凉药，损伤脾气，致不能通行水道，故流入四肢百骸，令人遍身浮肿，小便反涩，大便反泄，此病最重，世医皆用利水消肿之药，乃速其毙也。

　　治法：先灸命关二百壮，服延寿丹、金液丹，或草神丹，甚者姜附汤，五七日病减，小便长，大便实或润，能饮食为效。唯吃白粥，一月后，吃饼面无妨，须常服金液丹，来复丹，永瘥。若曾服芫（yuán）花、大戟（jǐ）通利之药，损其元气或元气已脱则不可治，虽灸亦无用矣。若灸后疮中出水或虽服丹药而小便不通，皆真元已脱，不可治也，脉弦大者易治，沉细者难瘥。

四肢百骸：人体的各个部分，泛指全身。

📝读书笔记

【白话译文】

　　水肿是因为脾胃虚弱，又被饮食寒凉之物损害，或是由于生病服用寒凉药物，伤及脾胃之气，以致三焦水道不通，因而流入四肢百骸，使人全身浮肿，小便量少难以排出，大便溏泄，这种病是最严重的，世俗医生治疗时都选用利水消肿的药物，等于在加速患者的死亡。

治法：先灸命关穴二百壮，服用延寿丹、金液丹，或者草神丹，严重者服用姜附汤，5~7天病情就会减轻，如果出现小便增多，大便不再溏泄，能进食则表示奏效。这时只能吃白粥，一个月以后就能吃饼面了，经常服用金液丹、来复丹就会痊愈永不再发。若曾服用芫花、大戟等通利的药物，使元气损伤或者元气虚脱，那么基本上无法治愈，就算艾灸也无济于事了。若灸后疮面渗出水液，或者虽然服用丹药小便仍不通，则表明真元之气已脱散，无法治愈。脉象弦大的容易治疗，脉象沉细的较难治愈。

内伤：泛指内损脏气的致病因素，如七情不节、饮食饥饱、房事过度等而导致脏腑受损。

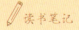

读书笔记

内伤

🌺 **由饮食失节，损其脾气，轻则头晕发热，四肢无力，不思饮食，脉沉而紧，服来复、全真及平胃散；重者六脉浮紧，头痛发热，吐逆、心下痞，服荜澄茄散、来复、全真而愈。若被庸医转下凉药，重损脾气，变生他病，成虚劳、臌（gǔ）胀、泄泻等证，急灸中脘五十壮，关元百壮，可保全生，若服凉药速死。** 内伤之证，饮食其一端也，又有

劳倦郁怒，忧悲思虑，喜乐惊恐，恶怒奇愁，皆
由七情不以次入，直伤五脏。更有由房室跌扑而
成内伤者，临证之工，不可不察。

【白话译文】

由于饮食失节，损伤脾气，病情轻的患者会出现头
晕发热、四肢无力、食欲缺乏、脉沉而紧，可服来复丹、
全真丹及平胃散；病情重的患者会出现六脉浮紧、头痛
发热、呕吐上逆、心下痞塞，服荜澄茄散、来复丹、全
真丹即可痊愈。若被庸医错误地使用寒凉药物治疗，就
会进一步损害脾脏，进而发展为其他疾病，变为虚劳、
臌胀、泄泻等，应立刻灸中脘穴五十壮，关元穴一百壮，
才能保住性命。如果继续服用凉药会迅速死亡。对于内
伤病证，饮食为致病因素之一。此外还有疲劳、抑郁、
忧愁焦虑、喜乐惊恐、愤怒悲伤，都是由于七情超过人
体自身调节的范围，并直接影响五脏所引起的。此外，
对于那些由于房事或跌扑损伤导致内伤的患者，临床医
生必须认真审察。

📖读书笔记

痢疾

🌀 **凡人多食生冷，湿热伤其脾胃，致成痢疾。**初起服如圣饼子，下积而愈；若无大便，止下赤脓者，乃胃有大热伤血也，宜当归芍药汤、阿胶汤；若下白脓者，乃饮食冷物伤大肠也，服桃花汤、全真丹而愈；若腹痛发热昏睡，六脉洪数，纯泄赤脓，乃热气滞于肠胃也，名疳蛊痢（gān gǔ lì），亦有错服热药而得者，服黄连丸，甚者大通散。痢疾固当化积清热，香连、承气等方，用果得宜，何尝不应手而愈？若涉脾胃虚寒，经脉内陷，三焦失运而致者，又不可不以温补为要也，盖热药之误，易于转手；凉药之误，救治殊难。虚衷以应，临证误人自少。

【白话译文】

凡是过量食用生冷食物，湿热损伤脾胃，都会引发痢疾。发病初期可服用如圣饼子，泻下积滞后即可痊愈；若无大便，只是泻下脓血，是由于胃热较盛损伤血脉，宜服用当归芍药汤、阿胶汤；若泻下白脓，是由于饮食生冷损伤大肠，服用桃花汤、全真丹即可痊愈；若腹痛，同时表现为发热昏睡，六脉洪数，单纯泻下脓血，是由于热气积滞于肠胃，称为疳蛊痢，也有由于误服热性药物引起的，可以服用黄连丸，严重者服用大通散。痢疾治疗本应当清热化积，使用香连丸、承气汤等方剂，倘若使用恰当，怎能不轻松地治愈疾病呢？若是脾胃虚寒，经脉内陷，三焦失其运化而引起的痢疾，治疗以温补为主。如果误用热药，治疗则相对容易；误用凉药，治疗则较困难。若是能没有成见地治疗患者，临证犯错误的概率自然也就降低了。

痢疾的病因病机

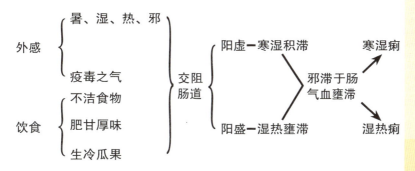

读书笔记

呕吐反胃

🍂 **凡饮食失节，冷物伤脾，胃虽纳受，而脾不**

能运，故作吐，宜二圣散、草神丹，或金液丹。若伤之最重，再兼六欲七情有损者，则饮蓄于中焦，令人朝食暮吐，名曰番胃。乃脾气太虚，不能健运也，治迟则伤人。若用攻克，重伤元气立死，须灸左命关二百壮，服草神丹而愈。若服他药则不救。呕吐一证，先当审其所因，轻者二陈、平胃、藿香正气一剂可定；虚者六君、理中亦易为力；唯重者，一时暴吐，厥逆汗出，稍失提防，躁脱而死，不可不知。至于番胃，虽属缓证，治颇棘手，惟在医者细心，病患谨摄，治以丹艾，庶可获全，不然生者少矣。

【白话译文】

凡是饮食不加控制，寒凉食物损伤脾气，胃腑虽可受纳，然而脾脏不能运化而引起的呕吐症状，应当服用二圣散、草神丹，或者金液丹。如果脾气损伤最为严重，再兼七情六欲损伤，就会造成痰饮蓄积于中焦，使人早晨或者上午吃的食物，下午或者傍晚就会吐出来，这种病称为反胃。这是由于脾气太过虚弱，不能运化，耽误治疗就会导致死亡。若用攻克之法，则会更伤元气而立即死亡，应当灸左侧的命关穴二百壮，服用草神丹后即可痊愈。如果服用其他药物就无济于事了。呕吐这个病证，临证应首先检

读书笔记

查病因，病情轻的患者服用二陈汤、平胃散、藿香正气散一剂即可。脾胃虚的患者，可服六君子汤、理中汤，也容易治愈；只有病情严重的患者，突然剧烈呕吐，四肢冰冷出汗，稍不留神，就会造成烦躁虚脱死亡，一定要知道这种情况。对于反胃，虽属慢性病证，但治疗起来难度很大，只有医生认真检查，患者配合，使用丹药和艾灸治疗，才能基本上治愈，否则很少有人能保住性命。

呕吐与反胃的鉴别

	病因病机	症状特点
反胃	脾胃虚寒，胃中无火，难于腐熟，食入不化	食饮入胃，滞停胃中，良久尽吐而出，吐后转舒
呕吐	邪气干扰，胃虚失和	实证：食入即吐，或不食亦吐，并无规律 虚证：时吐时止，或干呕恶心，多吐出当日之食

痞闷

🌺 凡饮食冷物太过，脾胃被伤，则心下作痞，此为易治，宜全真丹一服全好。大抵伤胃则胸满，伤脾则腹胀。腹胀者易治，宜草神丹、金液、全

读书笔记

真、来复等皆可服，寒甚者姜附汤。**此证庸医多用下药，致一时变生，腹大水肿，急灸命关二百壮，以保性命，迟则难救。**此证乃《内经》所谓阳蓄积病死之证，不可以误治也。若腹胀，所谓脏寒生满病是也，苟不重温，危亡立至。

【白话译文】

凡是饮食过于生冷，损害脾胃之气，就会导致心下痞闷。该病证很容易治疗，用一剂全真丹即可痊愈。通常伤及胃气就会引起胸满，伤及脾气就会腹胀。腹胀者容易治疗，服用草神丹、金液丹、全真丹、来复丹等都有效，寒证较重者服用姜附汤。对于此病证庸医多使用泻下药物，使病情突然变化，腹部胀大、水肿，应立即灸命关穴二百壮，可保住性命，若是延误治疗，将很难治愈。此病证就是《黄帝内经》所述的"阳蓄积病死"之证，不能误治。如果腹胀，就是《黄帝内经》所述的"脏寒生满病"。如果不重用温补药物，就会立即死亡。

读书笔记

消渴

　　此病由心肺气虚，多食生冷，冰脱肺气，或色欲过度，重伤于肾，致津不得上荣而成消渴。盖肾脉贯咽喉，系舌本，若肾水枯涸，不能上荣于口，令人多饮而小便反少，方书作热治之，损其肾元，误人甚多。正书，春灸气海三百壮，秋灸关元二百壮，日服延寿丹十丸，二月之后，肾气复生。若服降火药，临时有效，日久肺气渐损，肾气渐衰，变成虚劳而死矣。此证大忌酒色，生冷硬物。若脾气有余，肾气不足，则成消中病。脾实有火，故善食而消；肾气不足，故下部少力，或小便如疖。孙思邈作三焦积热而用凉药，损人不少。盖脾虽有热，而凉药泻之，热未去而脾先伤败。正法先灸关元二百壮，服金液丹一斤而愈。

消渴虽有上中下之分，总由于损耗津液所致，盖肾为津液之源，脾为津液之本，本原亏而消渴之证从此致矣。上消者，《素问》谓之膈消，渴而多饮，小便频数。中消者，《素问》谓之消中，

消中：即中消，是消渴病根据病位、病机及症状的不同称谓，消中属胃热而名中消。中消又称脾消或脾瘅。其证多食善饥，口干饮水。大便硬，小便如泔。

上消：为消渴之一，以饮水多而饮食、小便相对偏少的症候。

111

消谷善饥，身体消瘦。下消者，《素问》谓之肺消，渴而便数有膏。饮一溲二；后人又谓之肾消，肾消之证则已重矣。若脉微而涩或细小，身体瘦瘁，溺出味甘者，皆不治之证也。大法以救津液，壮水火为生。

下消：为消渴之一，多由肾水方竭，蒸化失常所致。

【白话译文】

此病是由于心肺气虚，过食生冷、寒凉之物引起肺气虚脱，或房事过度，严重损害肾气，使津液不能上行，从而形成消渴。由于肾的经脉贯穿喉咙，连接舌根，倘若肾水干涸，无法上行滋养口舌，可使患者饮水量增加，小便却减少，根据方书应被视为热证来治疗，然而这种治法却会伤及肾脏真元之气，因此误治导致死亡的案例非常多。正确的治疗方法，春天时灸气海穴三百壮，秋天时灸关元穴二百壮，每天服用延寿丹十丸，两个月后，肾气恢复正常。若服用清热降火的药物，虽然最初有效，但随着时间的推移，肺气逐渐损伤，肾气逐渐衰弱，从而形成虚劳而导致死亡。此病证忌酒色，饮食忌生冷硬物。脾气有余，肾气不足，就会造成消渴病的中消证。脾气实有火热，因此食量增加但容易感到饥饿；肾气不足，以致腿足感觉无力，或者小便浑浊如米泔水。孙思邈的观点是此病证的病机是三焦有积热应使用寒凉药物，这种治疗方法对人体的伤害太大了。虽然脾脏有热，但用了寒凉药物后，热未除

读书笔记

去而脾脏先受损。正确的治疗方法是先灸关元穴二百壮，再服用金液丹一斤，服后就会痊愈。消渴虽分为上消、中消、下消三种类型，但其总病机是因损耗津液而引起的。肾为津液之源，脾为津液之本，本源亏损就会引起消渴病。上消，《素问》称之为膈消，口干口渴多饮，小便次数增多。中消，《素问》称之为消中，饮食增多，容易饥饿，体重减轻。下消，《素问》称之为肺消，口渴，小便次数增多，且浑浊如油脂。饮一倍的水，排出二倍的尿量；后人又称下消为肾消，如果到了肾消，其症状已非常严重。倘若脉微涩或细小，身体瘦弱劳累，尿液有甜味者，皆为不治之症。治疗的基本原则是生津液、补水火，才能保住患者性命。

消渴病的分型

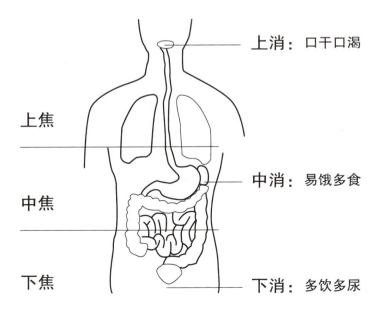

上焦

上消：口干口渴

中焦

中消：易饿多食

下焦

下消：多饮多尿

读书笔记

厥证

《素问》云：五络俱绝，形无所知，其状若尸，名为尸厥。由忧思惊恐，致胃气虚闭于中焦，不得上升下降，故昏冒强直，当灸中脘五十壮即愈。此证妇人多有之，小儿急慢惊风亦是此证，用药无效，若用吐痰下痰药即死，惟灸此穴，可保无虞。令服来复丹、荜澄茄散而愈。厥证《经》言详矣，尸厥不过厥证之一端，外有血厥、痰厥、煎厥、薄厥，总皆根气下虚之证，所谓少阴不至者厥也，又云内夺而厥，则为瘖痱（yīn féi），此肾虚也。

瘖痱：风病的一种，舌强不能说话，四肢不能动作。

✏读书笔记

【白话译文】

《素问》中提出：五络气血不通，身体失去知觉，状态如同尸体一般，叫作尸厥。忧思惊恐，造成胃气虚弱，闭塞于中焦，气机不能升降，表现为头晕、神志不清、四肢强直，应当灸中脘穴五十壮，即可痊愈。此病证多见于女性，小儿患有急慢惊风也属于这种情况，用药通常没有作用。如果使用吐痰下痰药则会立即死亡，只有艾灸此穴位，才能保住性命。后让患者服用来复丹、荜澄茄散后痊愈。

厥证在《内经》中有详细记载，尸厥为厥证中的一种证型。此外，还有血厥、痰厥、煎厥、薄厥，总的病机均为下元虚弱，即少阴经脉气血虚弱者就会发生厥证。也有人认为，内部精气虚脱就会发生厥证，即痦痱证，是肾虚所致。

尸厥病的形成与治疗

尸厥病是人体经脉气衰竭，导致身体麻木失去知觉的状态。这主要是于络于耳内的 5 条经脉的络脉经气衰竭所致。治疗时应针刺下图右侧标示的穴位。

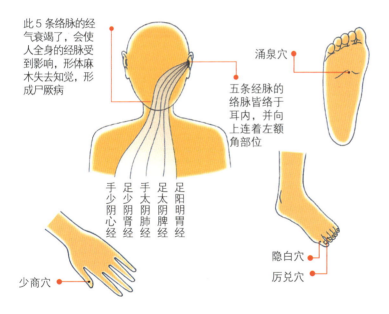

此 5 条络脉的经气衰竭了，会使人全身的经脉受到影响，形体麻木失去知觉，形成尸厥病

五条经脉的络脉皆络于耳内，并向上连着左额角部位

涌泉穴

手少阴心经　足少阴肾经　手太阴肺经　足太阴脾经　足阳明胃经

少商穴

隐白穴

厉兑穴

气脱

少年酒色太过，脾肾气虚，忽然脱气而死，急灸关元五百壮，服霹雳汤、姜附汤、金液丹久久而愈。此证须早治，迟则元气亦脱，灸亦无及矣。更有血脱、神脱、精脱、津脱、液脱，若汗脱即津液脱也。

【白话译文】

少年之时沉溺酒色之中，造成脾肾气虚，突然精气虚脱将要死亡，立即为其灸关元穴五百壮，厉服用霹雳汤、姜附汤、金液丹等，过很久才能痊愈。这种病证必须尽早治疗，倘若拖延，会导致元气虚脱，这时艾灸也没有效果。除了气脱，还有几种类型，如血脱、神脱、精脱、津脱、液脱等。汗脱即津液虚脱。

读书笔记

腰痛

髋髀：胯骨与股骨。

老年肾气衰，又兼风寒客之，腰髋髀（kuān

bì）作痛，医作风痹（bì）走痛，治用宣风散、**趁痛丸**，重竭真气，误人甚多。正法服姜附汤散寒邪，或全真丹，灸关元百壮，则肾自坚牢，永不作痛，须服金液丹，以壮元阳，至老年不发。老年腰痛而作风气痹证治者，多致大害，即使风痹，重用温补亦能散去。

【白话译文】

　　人在老年时肾气衰弱，加上风寒邪气侵犯人体，就会引起腰、胯、股部作痛，医生称之为风痹走痛，使用宣风散、趁痛丸治疗，大大耗损人体真元之气，延误病情的情况非常多。正确的治疗方法为服姜附汤以祛除寒邪，或者服用全真丹，灸关元穴一百壮，则肾脏就会强壮结实，疼痛再也不会复发。如果服金液丹，增强元阳之气，直至老年都不会再犯。将老年人腰痛当作风痹进行治疗，多数会造成严重的后果。即便真是风痹，重用温补之法也能祛除邪气。

镇痛丸

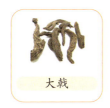
大戟

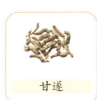
甘遂

白芥子

風痹：称"行痹"或"周痹"，俗称"走注"，痹证类型之一。其指因风累湿侵袭而引起的肢节疼痛或麻木的疾病。

宣风散：出自《小儿药证直诀》，由棺榔、陈皮、甘草、牵牛子组成。

趁痛丸：出自《圣济总录》，由大戟、甘遂、白芥子组成。

读书笔记

老人两胁痛

❥ **此由胃气虚积而不通，故胁下胀闷，切不可认为肝气，服削肝寒凉之药，以速其毙。服草神、金液十日，重者灸左食窦穴，一灸便有下气而愈，再灸关元百壮更佳。**老人与病后及体虚人两胁作痛，总宜以调理肝脾，更须察其兼证有无虚实，治颇不易。

【白话译文】

此病证是因为胃气虚弱，饮食积滞于胃脘，气机阻塞不通，因此表现出胁肋下胀满不舒的症状，切不可以为是肝气郁滞所致，倘若服用疏肝理气的寒凉药物，会加速患者的死亡。应当服用草神丹、金液丹十天，病情严重的艾灸左侧食窦穴，一施灸便会气机下行而痊愈，再灸关元穴一百壮后效果更佳。老年人和病后体质虚弱的患者出现两胁疼痛，治疗原则应以调理肝脾为主，但还需要审察其兼夹病证，分辨是否有虚证，治疗非常不容易。

📝 读书笔记

疝气

下焦：人体部位名，系三焦之一，指下腹腔自胃下口至二阴部分。其能分别清浊，渗入膀胱，排泄废料，气主下行。

🌀 **由于肾气虚寒，凝积下焦，服草神丹，灸气海穴自愈。** 此证《内经》论五脏皆有，而后人以病由于肝，先生言因肾气虚寒，总不若丹艾之妙。

疝气的症型及其症状表现

疝气症型	症状表现
寒疝	寒邪侵袭厥阴经，症见阴囊冷硬肿痛，痛引睾丸，阳痿不举，喜暖畏寒，形寒肢冷等
筋疝	肝经湿热，房室劳伤所致茎中作痛，筋挛急缩，或痒或肿，或筋缓不收，或有精液流出
水疝	肾虚，复感风寒，湿流囊中致阴囊肿大疼痛，亮如水晶，或湿痒汗出，小腹按之有水声
气疝	每于恼怒过度或过劳时发作，平静时逐渐缓解，发作则阴囊偏坠肿痛，上连腰部
血疝	素有瘀血，或跌仆损伤，阴囊、睾丸瘀血肿痛，痛如锥刺，痛处不移
狐疝	小肠坠入阴囊，卧则入腹，立则出腹，如狐之出入无常
癞疝	寒湿引起的阴囊肿大、坚硬、重坠、胀痛。亦指女性少腹肿的病证

✏ 读书笔记

【白话译文】

此病证是由肾气虚寒，凝滞于下焦引起的，服用草神丹，灸气海穴后自然就会痊愈。《黄帝内经》论及疝气的

病因，五脏病变都会引发此证。但后世医家认为此病证是
由肝脏病变引起的，先生认为是肾气虚寒所致，总不如用
丹药和艾灸治疗更有效。

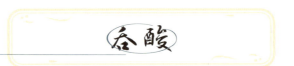

吞酸：胃内酸
水上攻口腔、
咽溢，不及吐
出而下咽。

🌀 **凡人至中年，脾气虚弱，又伤生冷硬物，不能营运，蕴积中焦，久之变为郁火、停疾，故令噫气，久则成中满、腹胀之证。须服草神丹、全真丹、金液丹皆可。** 吞酸为病虽微，致害非浅，苟不慎节饮食，戒谨房帏，久久无不变成臌胀。

【白话译文】

凡是人到中年，易患脾气虚弱的病证，又加上饮食生冷硬物损伤脾气，导致脾气不能运化，饮食积滞于中焦，时间长了就会生成郁火、积滞等，出现嗳气，病久就会生成中满、腹胀之病。患者可服用草神丹、全真丹、金液丹。吞酸病证虽然轻，但给人体造成的伤害并不小。若不节制饮食和房事，时间长了没有不成为臌胀的。

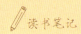
读书笔记

脾疟

凡疟病由于暑月多吃冰水冷物，伤其脾胃，久而生痰。古今议论皆差，或指暑邪，或分六经，或云邪祟，皆谬说也。但只有脾胃之分，胃疟易治，脾疟难调。或初起一日一发，或间日一发，乃阳明证也。清脾饮、截疟丹皆可。若二三日一发，或午后发，绵延不止者，乃脾疟也。此证若作寻常治之，误人不少。正法当服全真、草神、四神等丹，若困重日久，肌肤渐瘦，饮食减少，此为最重，可灸左命关百壮，自愈。穷人艰于服药，只灸命关亦可愈。凡久疟止灸命关，下火便愈，实秘法也。脾疟原属正虚，治得其法，应手即愈，而世人竟尚柴胡，攻多补少，不知元气既虚，又拔其本，以致耽延时日，变端百出，先生灸法，实可宗主。

清脾饮：出自《胎产秘书》，由白术、茯苓、知母、青皮、厚朴、黄芩、甘草、柴胡、生姜组成。

读书笔记

清脾饮

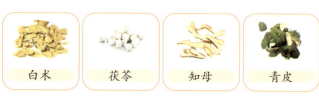

| 白术 | 茯苓 | 知母 | 青皮 |

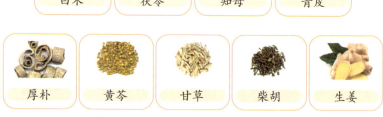

| 厚朴 | 黄芩 | 甘草 | 柴胡 | 生姜 |

疟疾鉴别

类别	正疟	寒疟	温疟	瘅疟	劳疟
病证	寒战壮热，休作有时	先恶寒、后发热	先发热、后恶寒	只发热、而不恶寒	微寒微热，气虚多汗，饮食少进，或停止发作后遇劳即发
病理	体内阳盛而受疟邪	夏天感受了寒邪，秋天又感受了风邪	先感受了风邪，后又感受寒邪	体内阴气败竭而阳气独胜	因疟疾日久而使身体虚弱，或因多病劳损，气血两虚所致
治疗原则	祛邪截疟，和解表里	辛温祛邪，和解表里	清热解表，和解祛邪	清热生津	益气养血，扶正祛邪

【白话译文】

读书笔记

疟病多为暑月贪食冰水寒凉的食物，伤及脾胃，日久形成痰饮所致。古今对本病的理解都存在误区，有些人认为是暑邪，有些人认为要分六经，有些人认为是鬼邪作祟，这些说法都不正确。疟病只分为脾疟和胃疟两种，胃疟容易治疗，脾疟很难治愈。有的发病初期一天发作一次，有的间隔一天发作一次，为阳明胃经的证候。清脾饮、截疟丹都能治疗。若 2~3 天发作一次，或者午后定时发作，经久不愈的，为脾疟的症状。如果采用一般治疗方法，会延误很多患者的病情。正确的治疗方法是服用全真丹、草神丹、四神丹等丹药。如果患病后长时间感到困倦，身体沉重，慢慢消瘦，饮食减少，说明病情最严重，可以灸左侧的命关穴一百壮，自然就会痊愈。穷苦人因为贫困，难以坚持服用药物，只灸命关穴也能治愈。患疟病，只要灸命关穴，施灸后很快就会痊愈，真是秘方啊！脾疟病本是正气虚弱之证，倘若治疗得当，治疗后就能痊愈。但世人却推崇柴胡之类的药物，攻伐较多，温补较少，不知道元气已虚衰，又攻伐其本元，以至于延误了病情，产生很多变证。先生的灸法，确实能作为治本的方法。

读书笔记

胃疟

《素问》论疟而无治法，《千金》虽传治法，试之无效。凡人暑月过啖（dàn）冷物，轻则伤胃，重则伤脾。若初起先寒后热，一日一发，乃胃疟也，易治。或吐，或下，不过十日而愈。扁鹊正法，服四神丹，甚者灸中脘穴三十壮愈。此证感浅病轻，人多忽略。雍正三年，秋冬之交，人皆病此，重剂温补，或可幸免，投药少瘥，立见冰脱。用清解小柴胡者，皆不能起，宁绍之人，死者比比，以其溺用寒凉，虽一误再误，而终不悟也。

溺：沉迷不悟，过分。

读书笔记

【白话译文】

《素问》里记载了疟病，但未记述其治疗方法，《备急千金要方》里虽然叙述了治疗方法，不过试用后并无效果。凡是人在暑月摄入过多寒凉的食物，病情轻者会伤害胃腑，严重者则会伤害脾脏。若在发病初期表现为先发冷后，每天发作一次，为胃疟的症状，容易治疗。或者使用吐法，或者使用下法，不超过十天就会痊愈。扁鹊的治疗方法，服用四神丹，病情严重者灸中脘穴三十壮后就会痊愈。此病证感受病邪轻浅，多被忽视。雍正三年，秋冬季节交替之际，人们都病发胃疟，使用大剂量的温补药物可能会保住性命，治疗的药物如果稍有失误，很快就会因寒凉造成患者元气虚脱。使用小柴胡等进行清解的患者，无一治愈。在宁波、绍兴一带的人，因此病死亡的随处可见。由于医生过度使用寒凉药物，虽一再失误，最终也没有意识到其中的问题。

怔忡

🌀 **凡忧思太过，心血耗散，生冷硬物损伤脾胃，致阴阳不得升降，结于中焦，令人心下恍惚，当以来复丹、金液丹、荜澄茄散治之。若心血少者，须用独骸大丹，次则延寿丹亦可。** 忧思之伤，怔忡之本证。饮食之伤，怔忡之兼证，微有虚实之殊。审证施治，自然无误。

恍惚：心神不定，迷乱无主之证。

【白话译文】

凡是忧思过度，耗散心血，或者食用生冷硬物损害脾胃，造成阴阳之气升降失常，郁结于中焦，令人心神不定，迷乱无主，应当服用来复丹、金液丹、荜澄茄散治疗。倘若心血不足，必须使用独骸大丹，其次是延寿丹。忧思损伤，是怔忡的本证。饮食损伤，是怔忡的兼证，略有虚实的区别。辨证后治疗，就不会出错。

心痛

皆由郁火停痰而作，饮食生冷填于阳明、太阴分野，亦能作病，宜全真丹。若胃口寒甚，全真丹或姜附汤不愈，灸中脘七十壮。若脾心痛发而欲死，六脉尚有者，急灸左命关五十壮而苏，内服来复丹，荜澄茄散。若时痛时止，吐清水者，乃蛔攻心包络也，服安虫散。若卒心痛，六脉沉微，汗出不止，爪甲青，足冷过膝，乃真心痛也，不治。心为一身之主宰，一毫不可犯，处正无偏，岂宜受病。凡痛非心痛，乃心之包络痛与脾痛、胃痛、膈痛耳。审其所因、所客，或气、或痰，虽有九种之分，虚实之异，大概虚者为多，属实者间亦有之，审察而治，庶无差错。

真心痛：是胸痹进一步发展的严重疾病，其特点为剧烈而持久的胸骨后疼痛，伴心悸、水肿、肢冷、喘促、汗出、面色苍白等症状，甚至危及生命。

真头痛与真心痛

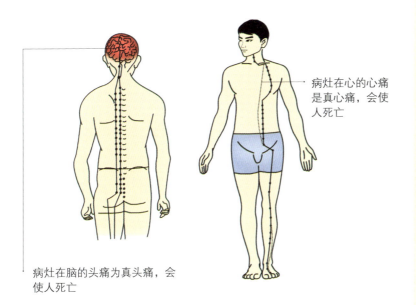

病灶在心的心痛是真心痛，会使人死亡

病灶在脑的头痛为真头痛，会使人死亡

【白话译文】

心痛是郁火积聚、痰饮内停引起的，饮食生冷在阳明经、太阴经间，也会引起心痛，宜服用全真丹。倘若胃寒较重，全真丹或姜附汤无法治愈，可灸中脘穴七十壮。倘若脾心痛发作即将死亡，而六脉仍存，立即灸左侧命关穴五十壮后患者就会醒，再服用来复丹、荜澄茄散。倘若心痛发作时痛时止，呕吐清水者，是由于蛔虫侵犯心包络，应服用安虫散。如果突发心痛，六脉沉微，不停出汗，手指甲发青，脚趾至膝盖发冷，为真心痛的症状，病情已经非常严重，无法治愈。心为一身的主宰，一点儿都不能被侵犯，如果正气充盈无偏差，怎么会生病呢？凡是心痛，实际上不是心痛，而是心包络痛和脾痛、胃痛、膈痛。审查其病因、损伤部位，或者是气滞，或者是痰饮，虽可分为9种证型，但根据病性虚实，多为虚证，也有一些为实证。审查后再治疗，才能不出错。

痹病

● 风寒湿三气合而为痹，走注疼痛，或臂腰足膝拘挛，两肘牵急，乃寒邪凑于分肉之间也，方书谓之白虎历节风。治法于痛处灸五十壮，自愈，汤药不效，惟此法最速。若轻者不必灸，用草乌末二两，白面二钱，醋调，熬成稀糊，摊白布上，乘热贴患处，一宿而愈。痹者，气血凝闭而不行，留滞于五脏之外，合而为病。又邪入于阴则为痹，故凡治痹，非温不可，方书皆作实治，然属虚者亦颇不少。

白虎历节风：指四肢关节疼痛，不能屈伸的疾病。

读书笔记

【白话译文】

风、寒、湿三种邪气杂合侵袭人体，形成痹证，表现为行走疼痛，或者手臂、腰、足、膝拘急疼痛，两肘部牵扯急性疼痛，这是寒邪侵袭到分肉腠理之间的表现，方书上称作白虎历节风。治疗方法是在疼痛处施灸五十壮，自然能够痊愈，服用汤药效果不显著，只有这种方法最快捷。倘若病情比较轻，没有必要施灸，用草乌末二两、白面二线，用醋拌匀，熬成稀糊状，铺在白布上，热敷患处，一夜之后就会痊愈。*痹证，是因为气血郁结闭塞，无法正常通行，停留在五脏之外，加上外邪侵袭合而发为此病。因为邪气侵入阴分就会发生痹证，因此必须用温法治疗痹证。方书上都是作为实证来治疗，但也有许多属于虚证的病证。*

痹症的病因与三痹症的成因

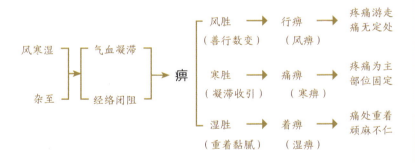

风寒湿 杂至	气血凝滞 经络闭阻	痹	风胜（善行数变） → 行痹（风痹） → 疼痛游走痛无定处
			寒胜（凝滞收引） → 痛痹（寒痹） → 疼痛为主部位固定
			湿胜（重着黏腻） → 着痹（湿痹） → 痛处重着顽麻不仁

下注病

🌀 **贫贱人久卧湿地，寒邪客于肾经，又兼下元**

读书笔记

虚损，寒湿下注，血脉凝滞，两腿粗肿，行步无力，渐至大如瓜瓠（hù）。方书皆以消湿利水治之，损人甚多，令灸涌泉、三里、承山各五十壮即愈。俗名苏木腿，形状怪异可畏，终身之疾，鲜有愈者，先生灸法，未知验否。

瓜瓠：泛指瓜类作物。

【白话译文】

贫穷、地位低下的人，长期睡在寒冷潮湿的地方，导致寒邪侵入肾经，加上患者下元虚弱耗损，寒湿邪气下注于人体腿足，血脉凝结滞涩不畅，出现两腿粗肿，行走没有力气，逐渐肿大、粗大如瓜。方书记载多用消湿利水的方法治疗，损伤太多人的性命，让其灸涌泉穴、足三里穴、承山穴各五十壮后即可痊愈。下注病，俗名为苏木腿，有着奇特可怕的外形。此病需要终身治疗，而且很难治愈。先生的灸法，不确定是否真的有效。

溺血

房劳：又称房室伤，色欲伤，色劳。指性生活过度，耗伤肾精，肾之真阴元阳俱亏，是虚劳病因之一。

凡膏粱人，火热内积，又多房劳，真水既涸，致阴血不静，流入膀胱，从小便而出。可服延寿丹，甚者灸关元。若少壮人，只作火热治之，然在因病制宜。火热为积，实证也，一剂寒凉可解。房劳传肾，虚证也，非温补不可。审证而治，大有分别。

【白话译文】

凡是过食肥甘厚物之人，体内都有热滞，加上过度性生活损害身体，真阴之水已干涸，造成阴血运转异常，流入膀胱，随小便排出体外。患者可服用延寿丹，病情严重者灸关元穴。如果是少壮人，只将其当作火热证来治疗，并根据病证的变化治疗。火热积滞于内，为实证，服用一剂寒凉药物即可痊愈。房劳损伤肾精，为虚证，必须使用温补治疗方法。审查不同病证并治疗，差别很大。

淋证

❧ 此由房事太过，肾气不足，致包络凝滞，不能通行水道则成淋也，服槟榔汤、鹿茸丸而愈。若包络闭涩，则精结成砂子，从茎中出，痛不可

包络：包围环绕之意，中医指周身脉络。

鹿茸九：出自《三因极一病证方论》，由嫩鹿茸、沉香、炮附子、当归、小茴香、菟丝子、胡芦巴、补骨脂组成。现已不用鹿茸入方。

忍，可服保命丹，甚者灸关元。淋浊之证，古人
多用寒凉、分清、通利之品，然初起则可，久而
虚寒，又当从温补一法。

【白话译文】

此病证是因房事太过频繁，肾气严重亏损，造成周围
血络壅滞，无法正常运行和疏通水道，从而发展成为淋证。
服用槟榔汤、鹿茸丸后即可痊愈。如果周围血络堵塞凝固，
则会生成结晶并变成砂石，从阴茎中排出，让人疼痛难忍，
可以服用保命丹，病情严重者可以灸关元穴。淋浊一类病
证，古人多使用寒凉、分清化浊、通利小便的药物，但发
病初期还可以应用，时间一长转为虚寒证，则应采用温补
的治疗方法。

肠癖下血

此由饮食失节，或大醉大饱，致肠胃横解
（xiè），久之冷积于大肠之间，致血不流通，随
大便而出，病虽寻常，然有终身不愈者。庸医皆
用凉药止血，故连绵不已。盖血愈止愈凝，非草

木所能治也。**正法：先灸神阙穴百壮，服金液丹十两，日久下白脓，乃病根除也。** 经云：阴络伤则血内溢，血内溢则后血。治此之法，总在别其脉之强弱，色之鲜暗，该清、该温，愈亦不难。若不慎饮食，恣纵酒色，断不能愈矣。

阴络：指下部的、属里的络脉。

血内溢：指体内胃肠道出血。

后血：便血。

【白话译文】

此病证是因饮食不节，或者过量饮酒、吃得过饱，以致肠胃运动松弛引起的。患病时间长，寒冷大肠间积聚，使血液不能正常循脉络流通，随大便排出体外。虽然这种病证很常见，但也有患者终身无法痊愈的。庸医擅长使用寒凉药物来止血，因此会出现下血连绵不绝的情况。因为越是止血，血就越停滞。草木是无法治愈的。正确的治疗方法：先灸神阙穴一百壮，服用金液丹十两，久而久之，排出白脓后，病根就被祛除了。《黄帝内经》指出：阴络损伤，血液就会在体内溢出，血液溢出后就会出现便血。对于这种病证，其治疗要领是辨别患者脉象是强还是弱，血色是鲜红还是暗红，治疗用清法还是温法，要痊愈并不难。但若不控制饮食，沉迷酒色，这种疾病必然无法治愈。

读书笔记

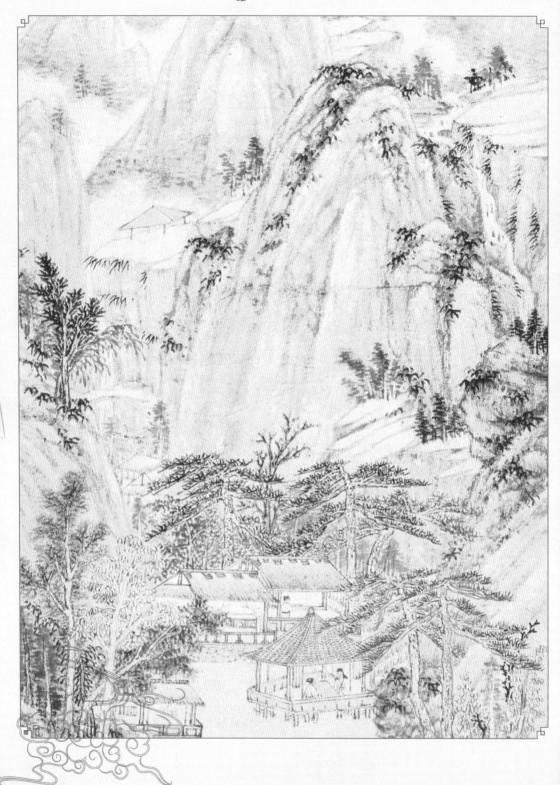

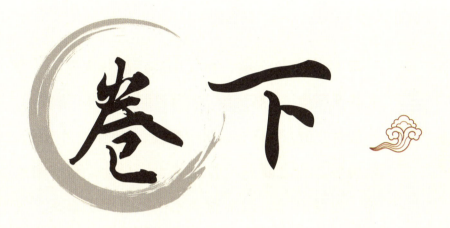

卷下

名家带你读

　　本卷论述了内科杂病，兼论外科、妇科、儿科等的症状及
治疗方法，还介绍了全身各穴的定位分布。

阴茎出脓

此由酒色过度，真气虚耗，故血化为脓，令人渐渐羸瘦，六脉沉细。当每日服金液丹、霹雳汤，外敷百花散。五六日，腹中微痛，大便滑，小便长。忌房事，犯之复作。若灸关元二百壮，则病根去矣。遗滑淋浊，无不由酒色之过，至于血出，可谓剧矣。又至化血为脓，则肾虚寒而精腐败，非温补不可。更须谨戒，若仍不慎，必致泄气而死。

遗滑：遗精、滑精。

淋浊：尿淋、尿浊。

【白话译文】

此病证是因沉溺于酒色，损伤了真元之气，使气血不能生新而变成腐脓，使人越来越消瘦，六脉沉细。应当每天服用金液丹、霹雳汤，并用百花散外敷。5~6天后，会感到腹部轻微作痛，大便无法控制，小便细长无力。要忌房事，不然病情就会复发。如果灸关元穴二百壮，就能去除病根。遗精、滑精、尿淋、尿浊，无不是嗜淫酒色引起的。如果出现尿血，说明病情加重。如果出现尿脓血，是由于肾脏虚寒以致精血腐败成脓，一定要使用温补的治疗方法。不要打破禁忌，如果仍不谨慎，就会造成精气耗尽而死亡。

读书笔记

肠痈

此由膏粱饮酒太过，热积肠中，久则成痈，服当归建中汤自愈。若近肛门者，用针刺之，出脓血而愈。此证身皮甲错，腹皮急胀如肿，甚者腹胀大，转有水声，或绕脐生疮，若脐间出脓者不治。大法以托补为主，若脓成破脐出而殒。

【白话译文】

此病证是因食用肥甘厚腻的食物过多，饮酒过量，致使肠内积热，时间久了就产生痈疮，服用当归建中汤后即可痊愈。倘若病变部位靠近肛门位置，可用针刺破患处，脓血流出便会痊愈。此病证会使皮肤变得干枯皱缩，就像鱼鳞状一样，腹壁绷急肿胀，病情严重者表现为腹部胀大，腹部有水声，或者在脐周围生出疮痈等。倘若肚脐流出脓，就无法治愈了。治疗应以托补为主，倘若生成脓后破脐而出，将会死亡。

肠痈：痈疽之发肠部者。因饮食不节、湿热内阻，致败血浊气壅遏于阑门而成，以持续伴有阵发性加剧的右下腹痛、肌紧张、反跳痛为特征。

身皮甲错：表皮干枯皱缩或粗糙不平。

殒：死亡，丧生。

读书笔记

肠痔

此由酒肉饮食太过，致经脉解而不收，故肠裂而为痔。服金液丹可愈。外取鼠腐当是蚥字虫十枚，研烂摊纸上贴之，少刻痛止。若老人患此，须灸关元二百壮。不然肾气虚，毒气下注，则难用药也。凡系咳嗽吐血后，大肠并肺虚极，而热陷于大肠，多难收功，若专于治痔，而罔顾本原，未有不致毙者。

【白话译文】

此病证是因嗜食酒肉，致使经脉松弛不能约束筋肉，因此肠筋裂开形成痔。服用金液丹后可以痊愈。外用鼠妇虫十只，将其磨为粉末摊铺于纸上后，贴于患处，疼痛会在一段时间内减轻。若是老年人患肠痔，应当灸关元穴二百壮，不然老年人肾气虚弱，毒气下注，侵害到肠腑，用药物就很难以治愈了。此病通常在咳嗽发作吐血后，大肠和肺脏都极为虚弱，大肠又有内热积滞，所以很难看出疗效。倘若只是专注于治疗痔疮，而不去分析疾病的根源所在，必然会导致死亡。

咳嗽

⟐ 咳嗽多清涕者，肺感风寒也，华盖散主之。若外感风寒，内伤生冷，令人胸膈作痞，咳而呕吐，五膈散主之。咳嗽烦躁者，属肾，石膏丸主之。大凡咳嗽者，忌服凉药，犯之必变他证；忌房事，恐变虚劳。久咳而额上汗出，或四肢有时微冷，间发热困倦者，乃劳咳也。急灸关元三百壮，服金液丹，保命丹，姜附汤，须早治之，迟则难救。

治咳嗽之法，若如先生因证制宜，焉有痨瘵不治之患，无如医者辄以芩、知、桑、杏为要药，致肺气冰伏，脾肾虚败，及至用补，又不过以四君、六味和平之剂、和平之药与之，所谓养杀而已。

劳咳：指久嗽成痨或劳极伤肺所致。

【白话译文】

咳嗽多伴有流清涕，是由于肺脏感受风寒邪气引起的，应当使用华盖散治疗。倘若外感风寒，内伤生冷，就会使人感到胸膈痞闷，咳嗽兼有呕吐症状，使用五膈散治疗。咳嗽兼有烦躁的，病位在肾脏，使用石膏丸治疗。只要是咳嗽病，忌用寒凉药物，不然定会发展为其他病证；

读书笔记

忌房事，不然就可能变为虚劳。咳嗽时间长，伴随额头上出汗，或者四肢有时稍稍发冷，间歇发热、困倦等症状，则为劳嗽。这种情况应立即灸关元穴三百壮，服用金液丹、保命丹、姜附汤。必须及早治疗，如果延误了，就很难治疗。

治疗咳嗽的方法，根据先生的辨证治疗，就不用担心痨瘵不能治愈了。然而医生动不动就使用黄芩、知母、桑白皮、杏仁等寒凉药物为主药，致使寒邪冰伏于肺脏，脾肾气衰，用补药时，又只用平和药物和方剂，如四君子汤、六味地黄丸进行治疗，此称为补药杀人。

咳嗽病

🌀 **此证方书名为哮喘，因天寒饮冷，或过食盐物，伤其肺气，故喉常如风吼声，若作劳则气喘而满。须灸天突穴五十壮，重者灸中脘穴五十壮，服五膈散，或研蚯蚓二条，醋调服立愈。** 哮证遇冷则作，逢劳则甚，审治得当，愈亦不难，然少有除根者，先生此法甚妙，请尝试之。

【白话译文】

根据方书记载，此病证名为哮喘，是因天气寒冷、饮食生冷，或者饮食过咸，损伤肺气引起的，患者咽喉部经常会有像风呼啸似的声音。若是劳作就会呼吸急促，胸部胀满不适，无法平卧。应当灸天突穴五十壮，病情严重者灸中脘穴五十壮，服五膈散，或者研磨两条蚯蚓并将其与醋混合，服下后立即痊愈。哮证在遇到寒冷时就会发病，在劳累后病情加重，若审察病情和进行适当的治疗，治愈并不难，但事实上能根治的患者非常少。先生的治疗方法很好，请参考和尝试。

肾厥

❧ **凡人患头痛，百药不效者，乃肾厥。服石膏丸、黑锡丹则愈，此病多酒多色人则有之。** 经云：厥成为巅疾，又云：少阴不至者厥也。头痛之证，肾虚者多，若用他药，断难奏效，惟大温补为是，温补不效，其丹艾乎？

黑锡丹：出自《太平惠民和剂局方》，由沉香、附子、胡芦巴、阳起石、小茴香、补骨脂、肉豆蔻、川楝子、木香、肉桂、黑锡、硫黄组成。

巅疾：泛指头部的疾病，但多指各种头痛。巅：头顶。

黑锡丹

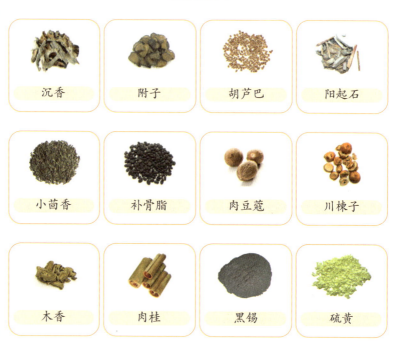

沉香　　附子　　胡芦巴　　阳起石

小茴香　　补骨脂　　肉豆蔻　　川楝子

木香　　肉桂　　黑锡　　硫黄

【白话译文】

凡是人患有头痛，服用各种药物都不起作用，为肾厥病。服用石膏丸、黑锡丹后即可痊愈，沉溺酒色的人容易这种病证。《黄帝内经》指出：厥是头顶的疾病；又指出：少阴气血不畅就会引起厥证。头痛病证多因肾虚引起。如果使用其他药物治疗，很难有效果。唯有重用温补之法才奏效，如果温补药物没有疗效，为什么不试试丹药和艾灸呢？

读书笔记

脾劳

　　🌀 人因饮食失节，或吐泻、服凉药致脾气受伤，令人面黄肌瘦，四肢困倦，不思饮食，久则肌肉瘦尽，骨立而死。急灸命关二百壮，服草神、金液，甚者必灸关元。先天之原肾是也，后天之本脾是也。人能于此二脏，谨摄调养，不使有乖，自然脏腑和平，经脉营运，荣卫贯通，气血流畅，又何劳病之有？病至于劳则已极矣，非重温补何由得生。虞花溪强立五劳之证，所用皆系温平凉剂，以此灾梨祸枣，实是贻害后人。

【白话译文】

　　饮食不节，或者上吐下泻、服用寒凉药物致使脾脏受伤，使人面色发黄，四肢无力，无法进食，时间长久变得消瘦干枯，瘦骨嶙峋，很快就会死亡。应立即灸命关穴二百壮，服用草神丹、金液丹，病情严重者必须灸关元穴。肾是先天之本，脾为后天之本。人们若能细心调理二脏，不致其功能失常，自然脏腑平和，经脉运行通畅，荣卫之气贯通，气血顺畅，这样怎么会患劳病呢？变为劳

骨立：形容人消瘦到极点。

虞花溪：即虞抟（1438—1517），字天民，自号华溪恒德老人。明代中期著名医学家，著有《医学正传》《苍生司命》《半斋稿》《百字吟》等书。

灾梨祸枣：从前印书用梨木或枣木刻板，形容滥刻无用不好的书。

病说明身体虚弱至极，需要重用温补药物才能存活。虞花溪勉强立论五劳的证治，所用皆为温平寒凉药物，还记述在书里，真是贻害后人。

肾劳

夫人以脾为母，以肾为根，若房事酒色太过则成肾劳，令人面黑耳焦，筋骨无力。灸关元三百壮，服金液丹可生，迟则不治。

耳焦：耳轮焦枯。

【白话译文】

人体以脾脏为五脏之母，以肾脏为一身之根。房事酒色过度就会造成肾劳，使人面色发黑，耳轮焦枯，筋骨无力。灸关元穴三百壮，服用金液丹可以保全性命，若拖延病情，就无法被治愈了。

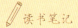
读书笔记

头痛

🌀 风寒头痛则发热、恶寒、鼻塞、肢节痛，华盖、五膈、消风散皆可主。若患头风兼头晕者，刺风府穴，不得直下针，恐伤大筋，则昏闷。向左耳横纹针下，入三四分，留去来二十呼，觉头中热麻是效。若风入太阳则偏头风，或左或右，痛连两目及齿，灸脑空穴二十一壮，其穴在脑后入发际三寸五分，再灸目窗二穴，在两耳直上一寸五分，二十一壮，左痛灸左，右痛灸右。头风之病，证候多端，治得其法者殊少，致为终身痼（gù）疾，先生刺灸二法甚妙，无如医者不知，病者畏痛奈何！

消风散：出自《太平惠民和剂局方》，由制芥穗、炙甘草、川芎、羌活、白僵蚕、防风、茯苓、蝉壳、藿香叶、人参、厚朴、陈皮组成。

痼疾：指经久难治愈的疾病。

【白话译文】

感受风寒发为头痛，会引起发热、恶寒、鼻寒、肢体关节疼痛，服用华盖散、五膈散、消风散等都能够治疗。如果患有头风兼头晕，针刺风府穴，不能垂直针刺，以免伤到筋肉，出现头昏沉、烦闷的症状。应向左耳横纹方向斜刺，针入三四分，留针二十呼，感觉头中发热、发麻就

✏️读书笔记

可见效。如果风邪侵入太阳经就会出现偏头痛，或者是左侧或者是右侧，疼痛连及双眼和牙齿，灸脑空穴二十一壮，穴位在脑后入发际 3.5 寸处，再灸目窗二穴，在双耳直上入发际 1.5 寸处，灸二十一壮，左侧头痛灸左侧穴位，右侧头痛灸右侧穴位。头风病证的证候千变万化。极少数医生能准确治疗，最终此病将变成终身的疾病。先生刺、灸的治疗方法都非常神奇。但是医生不明白这个道理，患者又怕痛，能怎么办！

风府

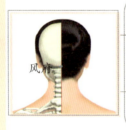

●精准定位
在颈后区，枕外隆凸直下，两侧斜方肌之间凹陷中

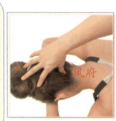

●简便取穴
沿脊柱向上，入后发际上 1 横指处

目窗

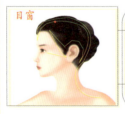

●精准定位
在头部，前发际上 1.5 寸，头正中线旁开 2.25 寸

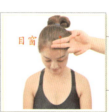

●简便取穴
正坐，自瞳孔直上，入发际 2 横指处即是

眼病

🌀 肝经壅热上攻，致目生昏翳(yì)，先服洗肝散数剂，后服拨云散，其翳自去。若老年人肾水枯涸，不能上荣于目，致双目昏花，渐至昏暗，变为黄色，名曰内障，服还睛丹，半月目热上攻，勿惧。此乃肾气复生，上朝于目也。如觉热，以手掌揉一番，光明一番。一月间，光生复旧矣。

眼科用药，不循纪律，只用一派发散寒凉，所谓眼垃圾是也。倘能尽如先生之法而行之，天下丧明者少矣。

昏翳：指昏暗蒙胧。翳：原指用羽毛做的华盖，后引申为起障蔽作用的东西。

【白话译文】

火热炽盛，壅滞肝经，上攻至头目，让人视物昏花、目生翳膜，应先服用洗肝散数剂，再服用拨云散，眼中的翳膜自然就消失了。如果老年人肾水枯竭干涸，不能向上滋养眼睛，造成视物模糊，渐渐至视物昏暗，最后视野变为黄色，这是内障的表现，服用还睛丹，半个月后会感到眼睛有热气上攻，不要忧虑，这是肾气恢复、向上滋养眼睛的征兆。如果觉得眼睛热，可以用手掌揉一会儿，眼睛

读书笔记

就会变明亮一些。一个月后，眼睛就会恢复如初了。目前，眼科用药并不依照医理，只一味使用寒凉发散药物，使眼睛成为滥用药物的场所。倘若能依照先生的方法来治疗眼病，世上就很少有盲人了。

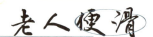

老人便滑

便滑：在神志清醒的情况下，大便不能自控，不由自主地排出。

✍读书笔记

凡人年少，过食生冷硬物面食，致冷气积而不流，至晚年脾气一虚，则胁下如水声，有水气则大便随下而不禁，可服四神丹、姜附汤，甚者灸命关穴。此病须早治，迟则多有损人者。又脾肾两虚，则小便亦不禁，服草神丹五日即可见效。老人大便不禁，温固灸法为妥。若连及小便而用草神丹，中有朱砂、琥珀，恐非其宜。

【白话译文】

人在年轻的时候，食用生冷硬物和面食过多，会使冷气积聚在体内而不流通，到了晚年脾气变虚，胁下就会有如水声一样的表现，有水气大便就会随其下行而不能自控，可服用四神丹、姜附汤，病情严重者可灸命关穴。此病证必须及早治疗，拖延多会损害人体。若是脾肾两虚，小便也会失禁无法自控，服用草神丹 5 天后即可见效。老年人大便失禁，宜采用温阳固脱的灸法。如果兼有小便失禁而用内含朱砂、琥珀的草神丹，恐怕并不适宜。

老人口干气喘

老人脾虚则气逆冲上逼肺，令人动作便喘，切不可用削气苦寒之药，重伤其脾，致成单腹胀之证。可服草神丹、金液丹、姜附汤而愈，甚者灸关元穴。肾脉贯肺系舌本，主运营津液，上输于肺，若肾气一虚，则不上荣，故口常干燥，若不早治，死无日矣。当灸关元五百壮，服延寿丹半斤而愈。口干气喘，系根元虚而津液竭，庸医不思补救，犹用降削苦寒之品，不惭自己识力不真，而妄扫温补之非宜，及至暴脱，更卸过于前药之误。此辈重台下品，本不足论，但惜见者闻者，尚不知其谬妄，仍奉之如神明，重蹈覆辙者，不一而足，岂不哀哉。

単腹胀：四肢不肿而腹大如鼓的病证，即臌胀。

扫：弃，《说文解字》："扫，弃也"。

重台：比喻同类事物中最低下者。

【白话译文】

老年人脾气虚弱，就会气逆上冲犯肺，稍稍活动就出现气喘，切记不能使用行气消导的苦寒药物，不然就会加重伤害脾脏，导致出现单腹胀的病证。服用草神丹、金液丹、姜附汤后就会痊愈，病情严重者灸关元穴。肾经循行经过肺脏，连于舌本，负责运输津液，向上输于肺脏。肾气若虚弱，就无法滋养上部，所以常表现为口干舌燥，如果不及早治疗，很快就会死亡。应当灸关元穴五百壮，服用延寿丹半斤后就会痊愈。口干气喘是元气虚衰、津液枯竭引起的。庸医不考虑使用补法治疗，还是使用苦寒消导的药剂，他们不以缺乏辨识疾病的能力为耻，却武断地舍弃温补的方法，觉得不适宜。直到患者元气突然虚脱，便把自己的错误全部归咎于之前医生的治疗。这种医生素质低下，本没有必要讨论，但遗憾的是看见、听见他们行为的人仍然意识不到他们的错误，仍然将其奉为神明，以致这样的案例重复发生，层出不穷，太悲哀了！

读书笔记

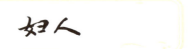

妇人

🌀 妇人除妊娠外，有病多与男子相同，但男子以元阳为主，女子以阴血为主，男子多肾虚为病，女子多冲任虚为病。盖冲为血海，任主胞胎，血信之行，皆由冲任而来，若一月一次为无病，愆期者为虚，不及期者为实。脉沉细而涩，月信不来者，虚寒也。血崩者，冲任虚脱也。崩者，倒也。白带者，任脉冷也。任为胞门子户，故有此也。发热减食，皆为气血脾胃之虚；不减食，只发热者，心脏虚也。此外疾病治法皆与男子同。妇人另立一科，原属无谓，业方脉者，不知男女之分，阴阳之异，冲任之原，月信之期，胎孕之病，产乳之疾者，则是走方小技之俦（chóu），乌得称大方哉。

血信：又称月信，月经的别称。

方脉：医方与脉象，引申指医术。

俦：同类，同辈。

【白话译文】

女性除妊娠外，所患疾病基本上与男性治法一致。不过男性以元阳为主，女性以阴血为主，男性患病多是由于肾虚，女性患病多是因为冲任二脉亏损。由于冲脉为血海，任脉主胞胎，月经正常来临，都因冲任二脉主导。如果月经一月行一次是没有疾病，月经推迟则为虚证，月经提前是实证。脉沉细而涩，月经不来，属虚寒之证。血崩，是冲任虚脱的缘故。崩是倒塌的意思。白带多，是由于任脉有寒。任脉是子宫的门户，因此会有这些病证。发热饮食

读书笔记

减少，都是脾胃气血虚弱的缘故；饮食不少，只发热，是心脏虚弱的缘故。此外，其他病证的治疗方法都和男性一致。将女性单设一科，本来没什么意义。从事内科工作的人，不清楚男女的差异、阴阳的区别、冲任二脉的本原、月经周期、胎孕病证、产乳疾患的，都是行走江湖的游医，怎么算是大家啊。

子嗣

妇人血旺气衰则多子，气旺血衰则无子。若发黑，面色光润，肌肤滑泽，腋隐毛稀，乃气衰血旺也，主多子。若发黄，面无光彩，肌肉粗涩，腋隐毛多，乃气旺血衰也，主无子。若交合时，女精先至，男精后冲者，乃血开裹精也，主成男。若男精先至，女精后来者，乃精开裹血也，主成女。若男女精血前后不齐至者，则不成胎。为子嗣计者，重在择妇，妇人端庄则生子凝重。交合有节，则生子秀美。既生之后，又须选择乳母，儿吮其乳，习其教导，往往类之。先天性情虽禀于父母，而后天体局往往多肖乳母。

粗涩：粗糙，不平滑。

交合：交配，性交。

肖：像。

【白话译文】

女性血旺气衰就会多产，气旺血衰则难以生产。如果头发发黑，面色光润，皮肤光滑润泽，腋毛稀少，说明气衰血旺，多产。如果头发发黄，面色暗淡，肌肉粗糙，腋毛浓密，说明气旺血衰，难以生产。若在两情融合时，女精先泄，男精后到的，是血开裹精，会形成男胎。若是男精先到，女精后到的，是精开裹血，会形成女胎。如果男女精血不能前后到达，就无法形成胎儿。考虑到以后生孩子的问题，关键是对女性的选择，女性端庄，生下来的孩子也稳重。房事有度，生下来的孩子就清秀美丽。孩子出生后，如果必须选择乳母，孩子吃乳母的奶水长大，受乳母的照料和教导，所以在许多方面都像乳母。虽然先天性情禀赋是从父母处遗传来的，但是后天体质和做事方式等多数与乳母相似。

血崩

《经》云：女子二七而天癸（guǐ）至，任脉通，太冲脉盛，月事以时下，若因房事太过，或生育太多，或暴怒内损真气，致任脉崩损，故血

天癸：肾中精气充盈到一定程度时产生的具有促进人体生殖器官成熟，并维持生殖功能的物质。"天"是言其来源于先天，"癸"是言其本质属天干中的癸水，有阳中之阴的意思。

大下，卒不可止，如山崩之骤也。治宜阿胶汤、补宫丸半斤而愈。切不可用止血药，恐变生他病，久之一崩不可为矣。若势来太多，其人作晕，急灸石门穴，其血立止。血崩之证，乃先后天冲任经隧周身之血，悉皆不能收持，一时暴下，有如山崩水溢，不可止遏，非重剂参附补救不能生也。间有属实者，当以形证求之。

【白话译文】

《黄帝内经》指出：女性到了14岁，生殖功能的天癸发育成熟，任脉通畅，冲脉强盛，月经按时而来。如果因为房事过于频繁，或生育次数太多，或大怒损害了人体的真气，就会造成任脉损伤，导致大出血，直至最后止不住，如同山崩一样骤然暴下。治疗选用阿胶汤、补宫丸，服半斤后痊愈。千万不能使用止血药物，恐怕会发展为其他病证，长久下去血崩便无法治疗。如果出血过多，患者晕倒，应立即灸石门穴，可迅速止血。血崩的病证，是先后天冲任经脉及全身的气血都无法固摄收持，突然流血，似山崩水溢之势，无法止住，只有用大量人参、附子类的药物才能保住性命。如果是实证，则应根据其症状和证候来治疗。

女性生长规律

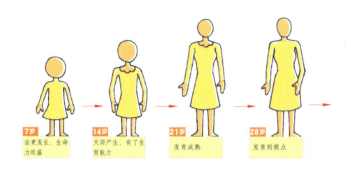

7岁
齿更发长，生命力旺盛

14岁
天癸产生，有了生育能力

21岁
发育成熟

28岁
发育到极点

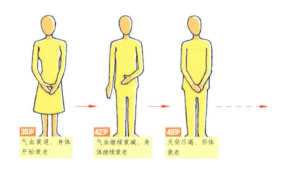

35岁
气血衰退，身体开始衰老

42岁
气血继续衰减，身体继续衰老

49岁
天癸尽竭，形体衰老

带下

读书笔记

　　子宫虚寒，浊气凝结下焦，冲任脉（即子宫也）不得相荣，故腥物时下。以补宫丸、胶艾汤治之。甚者灸胞门、子户穴各三十壮，不独病愈而且多子。带下之证，十有九患，皆由根气虚而带脉不收引。然亦有脾虚陷下者，有湿浊不清者，有气虚不摄者，有阳虚不固者，先生单作子宫虚寒，诚为卓见。

【白话译文】

子宫内有虚寒，浊气凝滞聚结于下焦，冲任二脉（即子宫）得不到荣养，因此不时有带下腥物排出。用补宫丸、胶艾汤治疗。病情严重的，艾灸胞门穴、子户穴各三十壮，既能治愈疾病，又能有多孕生子的效果。带下病证，10 名患者中，有9名都是由于肾气虚弱以致带脉不能收引而引起的。但是，病机还包括脾虚气陷，有湿浊之气不能排除，气虚不能收摄，阳虚不能固摄，先生将子宫虚寒证单独列出，实在是高见。

午后潮热

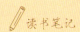
读书笔记

若饮食减少，四肢倦怠，午后热者，胃气虚也。若起居如常，但发烦热，乃胃实心气盛也，服茜草汤五日愈。

【白话译文】

如果有饮食减少、四肢倦怠无力、午后潮热的症状，说明胃气虚弱。如果饮食起居正常，只是感觉烦躁发热，是由于胃腑实、心气盛的缘故，服用茜草汤 5 天后就能痊愈。

脐中及下部出脓水

此由真气虚脱，冲任之血不行，化为脓水，或从脐中，或从阴中，淋沥而下，不治即死。灸石门穴二百壮，服金液丹、姜附汤愈。脐为神阙穴，上脾下肾，不可有伤，若出脓水，先后天之气泄矣，焉得不死。

【白话译文】

此病证是由于真气虚脱，冲任之血不能正常运行，变成脓水，从肚脐或阴部滴沥流出，如果不治疗就会死亡。灸石门穴二百壮，服用金液丹、姜附汤后即可痊愈。肚脐部位是神阙穴，脐部上方有脾脏，脐部下方有肾脏，不能受到损伤。如果流出脓水，就会使先后天之气泄出，哪能不死呢？

读书笔记

妇人卒厥

🌀 **凡无故昏倒，乃胃气闭也，灸中脘即愈。贪食多欲之妇，多有此证。**

【白话译文】

凡是无缘无故突然昏倒，为胃气郁闭的表现，灸中脘穴就会痊愈。贪吃且有强烈进食欲望的女性通常容易患此病。

小儿

🌀 **小儿纯阳，其脉行疾，一息六七至为率，迟冷数热与大人脉同。但小儿之病，为乳食所伤者，十居其半，发热用平胃散；吐泻用珍珠散；头痛发热，恐是外感，用荜澄茄散；谷食不化，用丁香丸；泄泻用金液丹。小儿之脉较之大人固是行疾，第略差半至一至为率，若六七至，非平脉也。平脉而六七至，则数脉将八至矣，脉至八至非脱**

一息：指一呼一吸。

而何。

【白话译文】

小儿属于纯阳之体，他们的脉率相对较快，一息 6~7 次，脉迟主寒、脉数主热，和成人一致。但超过一半的小儿病证是乳食损伤引起的。食积发热用平胃散；呕吐泻下用珍珠散；头痛发热，多为外感证，用荜澄茄散；谷食不化，用丁香丸；泄泻用金液丹。小儿脉率比成人快，但只有半次到一次的细微差别。如果一息 6~7 次，就不是正常脉象。平脉一息 6~7 次，那么数脉将达 8 次以上，如果脉率达到一息 8 次后，不是脱证又是什么呢？

脉迟主寒、脉数主热

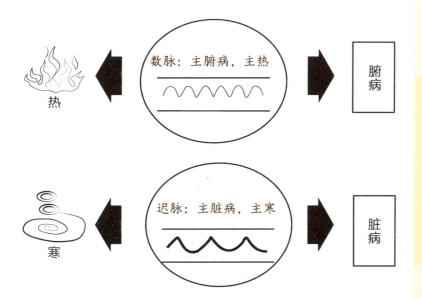

热

数脉：主腑病，主热

腑病

寒

迟脉：主脏病，主寒

脏病

读书笔记

惊风

风木太过，令人发搐，又积热蓄于胃脘，胃气瞀（mào）闭，亦令卒仆，不知人事。先服碧霞散吐痰，次进知母黄芩汤，或青饼子、朱砂丸皆可。若脾虚发搐，或吐泻后发搐乃慢惊风也，灸中脘三十壮，服姜附汤而愈。小儿之急惊、慢惊，犹大人中风之闭证、脱证，温清补泻，审病当而用药确，自无差讹。

瞀：眼睛昏花，此处指胃热上冒而致神明不清。

【白话译文】

风木之气太过，会使人病发抽搐。内热积聚在胃脘中，胃热上升引起头目昏花，也会使人突然昏倒，不省人事。先服用碧霞散使其吐痰，再服用知母黄芩汤，或青饼子、朱砂丸。如果脾虚病发抽搐，或者吐泻后病发抽搐，则为慢惊风的症状。灸中脘穴三十壮，服用姜附汤后就会痊愈。小儿的急、慢惊风与成人中风的闭证、脱证相似，采用温清补泻的治疗原则，病证诊断和用药都正确，自然不会有误。

读书笔记

小儿午后潮热

🌀 小儿午后潮热，不属虚证，乃食伤阳明，必腹痛吐逆，宜用来复丹、荜澄茄散。

【白话译文】

小儿午后潮热，不属于虚证，而是饮食损伤阳明胃腑引起的，必然出现腹痛吐逆的症状，应该使用来复丹、荜澄茄散治疗。

吐泻

🌀 小儿吐泻因伤食者，用珍珠散；因胃寒者，用姜附汤。吐泻脉沉细，手足冷者，灸脐下一百五十壮。慢惊吐泻灸中脘五十壮。人家肯用姜附，小儿亦已幸矣，若灼艾至一百五十壮，以此法劝之，断乎不允，只索托之空言耳。

【白话译文】

饮食损伤引起的小儿吐泻，宜用珍珠散治疗。由胃寒引起的小儿吐泻，宜用姜附汤。当出现吐泻、脉沉细、手足发凉的症状，灸脐下一百五十壮。慢惊风伴发吐泻，灸中脘穴五十壮。对于小儿来说，如果医生愿意使用干姜、附子一类药物对其进行治疗，已是幸事。倘若劝医生用艾灸一百五十壮的治疗方法，医生必然不会接受，不过是在浪费口舌。

面目浮肿

此证由于冷物伤脾，脾虚不能化水谷，致寒饮停于中焦，轻者面目浮肿，重者连阴囊皆肿。服金液丹，轻者五日可愈，重者半月全愈，当饮软粥半月，硬物忌之。金液丹洵（xún）是活命之神药，但世人不识。在大人尚有许多疑虑，小儿焉肯用哉。

洵：实在。

【白话译文】

此病证是饮食寒凉损伤脾脏所引起的，脾虚运化水谷不利，致使寒饮停滞于中焦，病证轻者表现为面目浮肿，病证重者表现为牵连至阴囊处肿胀。服用金液丹，病证轻者 5 天就能痊愈，病证重者半个月后可以痊愈，应当食用汤、粥半个月，忌食硬物。金液丹确实是救命的神药，但世人不清楚它的疗效。对于治疗成人疾病还满是疑问，对于小儿又怎么愿意使用。

小儿咳嗽

　　小儿肺寒咳嗽，用华盖散。若服凉药，并止咳药更咳者，当服五膈散。若咳嗽面目浮肿者，服平胃散。咳而面赤者，上焦有热也，知母黄芩汤。咳而面赤属上焦实热者，宜用知母黄芩。若咳甚而面赤兼呕涎沫者，则当以温补气血为宜。

【白话译文】

　　小儿肺寒咳嗽，用华盖散治疗。如果服用寒凉药物，又服用止咳药而使咳嗽更严重，应当服用五膈散。如果咳嗽伴有面目浮肿，宜服平胃散。咳嗽兼见面色发红，表明上焦有热，宜服知母黄芩汤。咳嗽兼见面色红赤属上焦实

读书笔记

热证，宜服用知母黄芩汤。如果咳嗽严重、面色红赤兼见呕吐涎沫，那么应当以温补气血为治疗原则。

小儿咳嗽分类及治疗

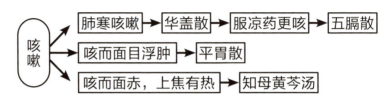

咳嗽
- 肺寒咳嗽 → 华盖散 → 服凉药更咳 → 五膈散
- 咳而面目浮肿 → 平胃散
- 咳而面赤，上焦有热 → 知母黄芩汤

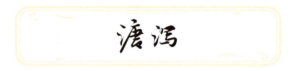

溏泻

脱肛：指直肠黏膜、肛管、直肠全层，甚至部分乙状结肠向下移位，脱出肛外的一种疾病。

厚肠散：出自《赤水玄珠》，由于黄连组成，由好酒煮一日夜，煮干炒。

🌀 **冷气犯胃，故水谷不化，大便溏滑，甚则脱肛者，厚肠散、半硫丸主之。**

【白话译文】

寒冷之气侵袭胃腑，表现出水谷不化、大便溏稀不成形的症状，病情严重的会出现脱肛，宜用厚肠散、半硫丸治疗。

腹胀

❧ **冷物伤脾则作胀，来复丹、全真丹皆可用。**

【白话译文】

寒凉生冷之物损伤脾阳就会病发腹胀，来复丹、全真丹都能够使用。

痢疾

❧ **痢因积滞而成者，如圣饼化积而愈。暑热所伤，下赤而肿者，黄连丸。腹痛者，当归芍药汤。寒邪客于肠胃下白者，姜附汤、桃花丸。**

【白话译文】

痢疾如果是由肠腑积滞引起的，用如圣饼化积消滞就会痊愈。如果是由暑热损伤肠腑气血引起的，可表现为泻下赤血、肛门肿胀症状的，宜服用黄连丸。兼有腹痛者，宜服用当归芍药汤。如果是由于寒邪侵袭肠胃而泻下白脓的，宜服用姜附汤、桃花丸。

水泻

🌀 **火热作泻，珍珠散。食积作泻，如圣饼、感应丸。**

【白话译文】

如果是因为火热内蕴而泄泻，宜服用珍珠散。如果是因为饮食积滞而泄泻，宜服用如圣饼、感应丸。

感应丸

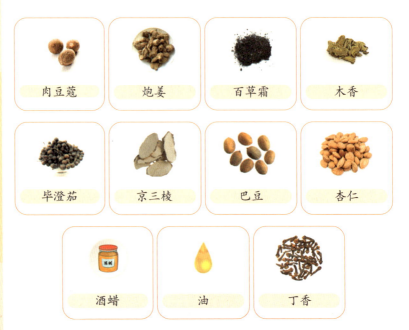

肉豆蔻	炮姜	百草霜	木香
荜澄茄	京三棱	巴豆	杏仁
酒蜡	油	丁香	

胎寒腹痛

❧ 脏气虚则生寒，寒甚则腹痛，亦有胎中变寒而痛者。调硫黄粉五分，置乳头令儿吮之即愈。三四岁者，服来复丹。

【白话译文】

脏气虚弱则阴寒内生，寒邪较重会导致腹痛，也有胎中有寒邪导致腹痛发作。调和硫黄粉五分，置于乳头上让患儿吸吮服下，就会痊愈。3~4岁的小儿，可服用来复丹。

下血

❧ 暑中于心，传于小肠，故大便下血，宜当归建中汤。

【白话译文】

暑热之邪侵犯心包，通过经脉传至小肠，因此导致大

读书笔记

便有血，应当服用当归建中汤。

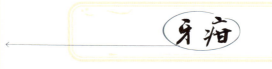

🌀 **巨胃脉络齿荣牙床，胃热则牙缝出血，犀角化毒丸主之。** 出《局方》。**肾虚则牙齿动摇，胃虚则牙床溃烂，急服救生丹，若齿龈黑，急灸关元五十壮。** 牙齿动摇或有知其肾虚者。至牙床溃烂，谁不曰胃火上攻，敢服救生丸并灸关元者鲜矣。

【白话译文】

胃经循行联络牙齿，荣养牙龈，胃腑有热就会导致牙缝出血，宜服用犀牛化毒丸。出自《太平惠民和剂局方》。肾气虚会导致牙齿松动，胃气虚会导致牙龈溃烂，应立即服用救生丹。如果牙龈发黑，应立即灸关元穴五十壮。或许会有医生知道牙齿松动是肾虚引起的。对于牙龈溃烂，没有哪位医生不说是由胃火引起的，但是很少有医生敢用救生丸并施灸关元穴。

✏️ 读书笔记

秃疮

寒热客于发腠，浸淫成疮，久之生虫，即于头上，灸五十壮自愈。看其初起者，即是头也。

【白话译文】

寒热邪气侵入头发腠理，浸淫头皮发为疮痛，日久生虫，于头部施灸五十壮后痊愈。观察其发病初起的部位，就是疮头。

水沫疮

小儿腿胻间有疮，若以冷水洗之，寒气浸淫遂成大片，甚至不能步履。先以葱、椒、姜洗，挹（yì）干，又以百花散糁（sǎn）之，外以膏药贴之，出尽毒水，十日全愈。

挹：舀，汲取。

糁：洒，散落，此处指上药方法。

【白话译文】

小儿小腿部位有疮痛，若用冷水清洗疮面，则寒气浸淫疮面会扩大范围，甚至不能走路。先用葱、椒、姜洗，沥干，再用百花散洒于疮面之上，外用膏药贴敷，使毒水出尽，十天后痊愈。

附：周身各穴

巨阙在脐上五寸五分 中脘在脐上四寸 神阙在脐中 阴交在脐下一寸 气海在脐下一寸五分 石门在脐下二寸三分，女人忌灸，即胞门子户 关元（在脐下三寸 天柱在一椎下两旁齐肩 肺俞在三椎旁挟脊各相去一寸五分 心俞在五椎下挟脊各相去一寸五分 肝俞在九椎旁挟脊各相去一寸五分 脾俞在十一椎旁挟脊各相去一寸五分 肾俞在十四椎下两旁挟脊各相去一寸五分 腰俞在二十一椎下间 涌泉在足心陷中 承山在昆仑上一尺肉间陷中 三里四穴，二在曲池下一寸，即手腕下一寸；二在膝下三寸，胻骨外大筋内宛宛中 中府在乳上三肋骨中 食窦即命关，在中府下六寸 天突在结喉下四寸宛中

一椎：即第一胸椎。

挟脊：即夹脊，沿脊柱旁的部位顺行。

肉间陷中：此处指两腓肠肌腹下的中央凹陷处。

地仓一名胃维，挟口吻旁四分　**上星**在鼻上入发际一寸　**前顶**入发际四寸五分　**目窗**当目上入发际一寸五分　**脑空**在脑后入发际三寸五分　**风府**入发际一寸

阴交

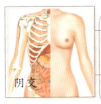

●精准定位
在下腹部，脐中下1寸，前正中线上

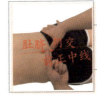

●简便取穴
在下腹部，正中线上，肚脐中央向下1横指处即是

天柱

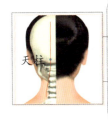

●精准定位
在颈后区，横平第2颈椎棘突上际，斜方肌外缘凹陷中

●简便取穴
正坐低头，触摸颈后有两条大筋（斜方肌），在其外侧，后发际边缘可触及一凹陷处即是

上星

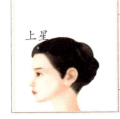

●精准定位
在头部，前发际正中直上1寸

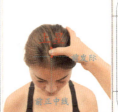

●简便取穴
正坐，自前发际正中直上1横指处即是

读书笔记

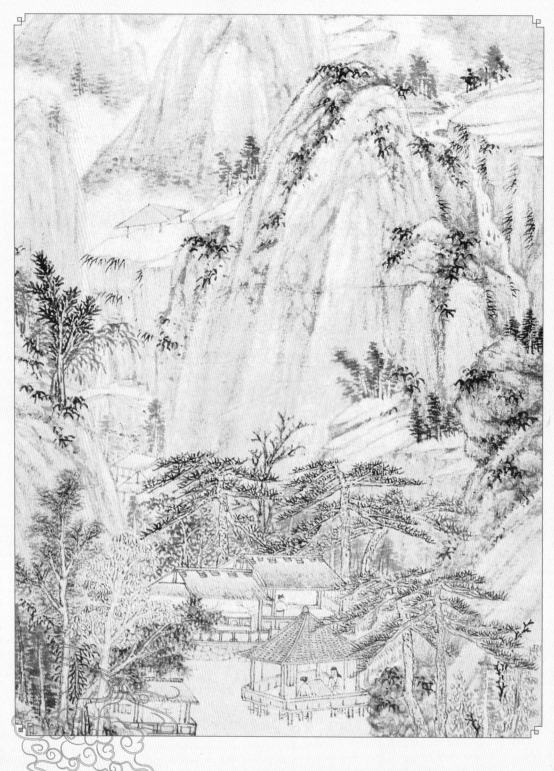

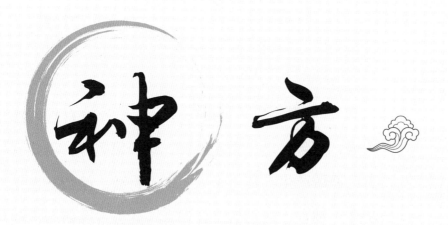

名家带你读

　　本卷论述了金液丹、保命延寿丹等常用药方，分别介绍了其主治方法及服用方法。

金液丹
（一名保元丹，一名壮阳丹）

🌀 余幼得王氏《博济方》云：此丹治百种欲死大病，窃尝笑之，恐无是理。比得扁鹊方，以此冠首，乃敢遵用，试之于人，屡有奇效，始信圣人立法非不神也，乃不信者自误耳。此方古今盛行，莫有疑义，及孙真人著《千金方》，乃言硫黄许多利害，后人畏之，遂不敢用。亦是后人该堕夭折，故弃大药而求诸草木，何能起大病哉。余观今人之病皆以温平药，养死而不知悔，余以此丹起数十年大病于顷刻，何有发疽之说，孙真人之过也。凡我同志，请试验之，自见奇效。

此丹治二十种阴疽，三十种风疾，一切虚劳，水肿，脾泄，注下，休息痢，消渴，肺胀，大小便闭，吐衄，尿血，霍乱，吐泻，目中内障，尸厥，气厥，骨蒸潮热，阴证，阴毒，心腹疼痛，心下作痞，小腹两胁急痛，胃寒，水谷不化，日久膀胱疝气膨膈，女人子宫虚寒，久无子息，赤白带下，脐

✏ 读书笔记

腹作痛，小儿急慢惊风，一切疑难大病，治之无不效验。

船上硫黄十斤，用铜锅熬化，麻布滤净，倾入水中，再熬再倾，如此七次，研细，入阳城罐内，盖顶铁丝扎定，外以盐泥封固八分厚阴干。先慢火煅（duàn）红，次加烈火，煅一炷香，寒炉取出，埋地中三日，去火毒，再研如粉，煮蒸饼为丸，梧子大。每服五十丸或三十丸，小儿十五丸。气虚人宜常服之，益寿延年功力最大。一切牛马六畜吐食者，灌硫末立愈，一切鸡鹅鸭瘦而欲死者，饲以硫末，可以立愈且易肥。

蒸饼

清明前一日，将干面打成薄饼，内放干面，包裹阴干。

保命延寿丹

此丹治痈疽，虚劳，中风，水肿，臌胀，脾泄，久痢，久疟，尸厥，两胁连心痛，梦泄，遗精，女人血崩、白带，童子骨蒸劳热，一切虚赢，黄黑疸，急慢惊风百余种欲死大病，皆能治之。一粒胜金液丹十粒，久服延年益寿。

硫黄、明雄黄、辰砂、赤石脂、紫石英、阳起石火煅，醋淬三次每味各二两。

研作粗末，同入阳城罐，盖顶，铁丝扎定，盐泥封固厚一寸，阴干。掘地作坑，下埋一半，上露一半，烈火煅一日夜，寒炉取出。研细，醋丸梧子大。每服十粒，空心送下，童男女五粒，小儿二三粒，俱见成效。

保命延寿丹

硫黄

明雄黄

辰砂

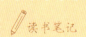
读书笔记

赤石脂

紫石英

阳起石

大丹

此丹补肾气，驻颜色，活血脉，壮筋骨，轻步履，明耳目，延年益寿。治虚劳，发热，咳嗽，咯血，骨蒸盗汗，怔忡，惊悸，一切阴疽冷漏，小儿斑痘缩陷，水肿，臌胀，黄黑疸，一切虚羸大病，功同延寿丹，常服可寿百岁余。但富贵人方得合此，贫者难合，只服金液丹亦妙也。

大朱砂一斤要有墙壁者，为粗末，入阳城罐。先用蜜拌，安砂在底，次以瞿麦末、草乌末、菠薐 (léng) 末各五钱，以鸡子清五钱拌匀，盖在砂上。以罐盖盖住，铁丝扎好，盐泥封固阴干，掘地作坑，下埋五分，上露五分，烈火煅一日夜，寒炉取出。研细，醋打半夏糊丸芡实大，滑石为衣，以发光彩。银器收贮，每服五粒或三粒，空心，面东，热酒下。

凡用入药中，并为衣者，俱如此制，则无毒，可放心服。

中丹

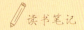 此丹补肾气，壮筋骨，延年不老，治脾疟，黄黑疸，脾泄久痢，虚肿水肿，女人血崩白带，骨蒸劳热，小儿急慢惊风及暴注肠滑，洞泄，中风，诸般疮毒，皆效。

雄黄十两，赤石脂二两。

其共为粗末，亦用前五味拌制，如大丹法，取研极细，醋糊丸芡实大。大人服十丸，小儿三五丸，空心热酒或米饮下。

中丹

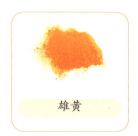

雄黄

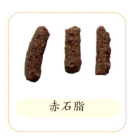

赤石脂

三黄丹

此丹治中满，胸膈痞闷，中风，痰喘气急，大便虚秘，功与中丹同，但略峻耳。

雄黄、雌黄、硫黄各五两。

为粗末，制法如大丹。研极细，醋糊丸芡实大。每服十丸，空心米饮下。

三黄丹

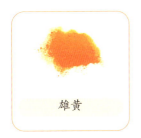
雄黄

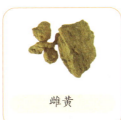
雌黄

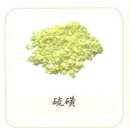
硫磺

四神丹

此丹治病，功力与延寿丹同，治虚证更多，能止怔忡、惊悸诸般大病。

读书笔记

同前三黄丹，外加辰砂五钱。制法、合法、丸法俱如前。每服四十丸，空心白汤下。

五福丹

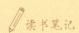

🌀 此丹功力与延寿丹、中丹同，又能壮阳治阳痿，于肾虚之人功效更多。

雄黄、雌黄、硫黄、辰砂、阳起石各五两。

制法、合法、丸法皆如前，每服三四十丸，空心米饮下。

五福丹

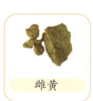

雄黄　　雌黄　　硫黄

辰砂　　阳起石

全真丹

🌀 此丹补脾肾虚损，和胃，健下元，进饮食，行湿气。治心腹刺痛，胸满气逆，胁下痛，心腹胀痛，小便频数，四肢厥冷，时发潮热，吐逆泄泻，暑月食冷物不消，气逆痞闷，男女小儿面目浮肿，小便赤涩淋沥，一切虚寒之证。

高良姜炒、干姜炒各四两，吴茱萸炒三两，大附子制、陈皮、青皮各一两。

上为末，醋糊丸梧子大。每服五十丸，小儿三十丸，米饮下。无病及壮实人不宜多服。

来复丹

🌀 此丹治饮食伤脾，心腹作痛，胸膈饱闷，四肢厥冷；又治伤寒阴证，女人血气刺痛，或攻心腹。或儿枕作痛及诸郁结之气，真良方也。

陈皮去白、青皮、大川附制、五灵脂各六两，

读书笔记

硝石、硫黄各三两。

上为末，蒸饼丸梧子大。每服五十丸，白汤下。

来复丹

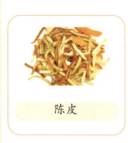
陈皮

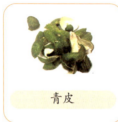
青皮

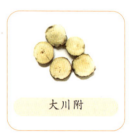
大川附

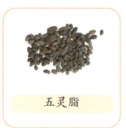
五灵脂

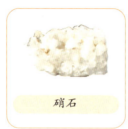
硝石

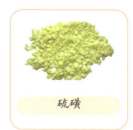
硫磺

草神丹

此丹大补脾肾，治阴毒伤寒，阴疽痔漏，水肿臌胀，中风半身不遂，脾泄暴注，久痢，黄黑疸，虚劳发热，咳嗽咯血，两胁连心痛，胸膈痞闷，胁中如流水声，童子骨蒸，小儿急慢惊风，痘疹变黑缩陷，气厥卒仆，双目内障，吞酸逆气，痞积血块，大小便不禁，奔豚疝气，附骨疽，两足少力，虚汗不止，男子遗精梦泄，沙石淋，溺血，妇人血崩血淋，暑月伤食，腹痛呕吐痰涎，一切疑难大病。此丹乃药中韩信也，取效最速，好生君子，广试验之，知不诬也。

川附子制五两，吴茱萸泡二两，肉桂二两，琥珀用柏子煮过另研五钱，辰砂另研五钱，麝香另研二钱。

先将前三味为细末，后入琥珀、辰砂、麝香三味，共研极匀。蒸饼丸梧子大。每服五十丸，米饮下，小儿十丸。

草神丹

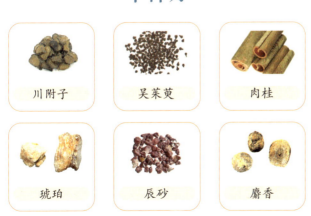

川附子　　吴茱萸　　肉桂

琥珀　　辰砂　　麝香

姜附丹

🌀 此丹补虚助阳消阴，治伤寒阴证，痈疽发背，心胸作痛，心腹痞闷，喉痹，颐项肿，汤水不下，及虚劳发热，咳嗽吐血，男妇骨蒸劳热，小儿急慢惊风，痘疹缩陷，黑泡水泡斑，脾劳面黄肌瘦，肾劳面白骨弱，两目昏翳内障，脾疟久痢，水泻米谷不化，又能解利两感伤寒，天行瘟疫，山岚瘴气及不时感冒等证。

生姜切片五两，川附子炮切片、童便浸，再加姜汁炒干五两。

共为末。每服四钱，水一盏，煎七分和渣服。若治中风不语，半身不遂，去附子用川乌去黑皮，制法与附子同。

霹雳汤

🌙 治脾胃虚弱，因伤生冷成泄泻，米谷不化，或胀，或痛，或痞，胸胁连心痛，两胁作胀，单腹臌胀，霍乱吐泻，中风半身不遂，脾疟黄疸，阴疽入蚀骨髓，痘疹黑陷，急慢惊风，气厥发昏，又能解利阴阳伤寒，诸般冷病寒气。

川附*泡去皮脐*五两，桂心*去皮尽*二两，当归二两，甘草一两。

共为细末。每服五钱，水一大盏，生姜七片，煎至六分和渣通口服，小儿只一钱。

钟乳粉

治劳咳咯血，老人上气不得卧，或膈气腹胀，久咳不止，及喉风、喉肿，两目昏障，童男女骨蒸劳热，小儿惊风，胎前产后发昏不省人事，一切虚病，能先于脐下灸三百壮，后服此药，见效如神。盖虚劳乃肾气欲脱，不能上荣于肺，此药是润肺生水之剂，后因邪说盛行，以致此药隐闲。丹溪云：多服发渴淋。此言甚谬，余家大人服三十年，未尝有此疾，故敢附此。服此药须忌人参、白术二味。

读书笔记

石钟乳一斤煅成粉制法见李时珍《本草》内，再入石鼎煮三炷香，研极细。每服三钱，煎粟米汤下。但此药难得真者，多以滴乳石乱之，真者浮水，性松，煅易成粉。

荜澄茄散

💊 治脾胃虚满，寒气上攻于心，心腹刺痛，两胁作胀，头昏，四肢困倦，吐逆发热，泄泻饱闷等证。

荜澄茄、高良姜、肉桂、丁香、厚朴姜汁炒、桔梗去芦、陈皮、三棱炮，醋炒、甘草各一两五钱，香附制三两。

为细末。每服四钱，姜三片，水一盏，煎七分，和渣服。

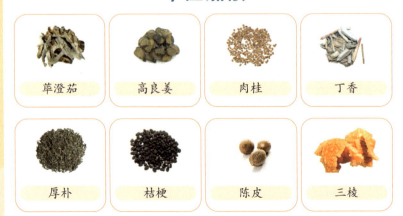

荜澄茄散

| 荜澄茄 | 高良姜 | 肉桂 | 丁香 |
| 厚朴 | 桔梗 | 陈皮 | 三棱 |

読书笔记

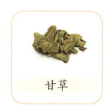
甘草

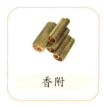
香附

半硫丸

🌀 治胃虚心腹胀满，呕吐痰涎，头目旋晕，困倦不食，或大便滑泄，水谷不化，小儿面目浮肿，小便赤淋。

半夏姜矾牙皂煎水炒、倭硫、生姜各五两。

同捣碎，水浸蒸饼糊丸，梧子大。每服五十丸，小儿二三十丸，白汤下。

平胃汤

🌀 治老人气喘咳嗽。

葶苈炒一两，官桂去粗皮，另研一两，马兜铃去丝蒂三两。

读书笔记

共为末。每用三钱，水一盏煎七分，于食后细细呷之。

平胃汤

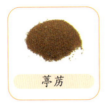
葶苈

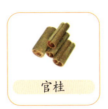
官桂

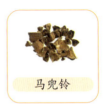
马兜铃

鹿茸丸

🌀 温补下元，疏通血脉，明目轻身。

鹿茸去毛酥炙一具，鹿角霜二两，川楝（liàn）子炒取净肉、青皮、木香各一两。

上为末。蒸饼丸梧子大，每服三十丸，空心盐汤下。

✏️读书笔记

黄药子散

🌀 治缠喉风，颐颌肿及胸膈有痰，汤水不下者，用此吐之。

黄药子即斑根一两为细末，每服一钱，白汤下，吐出顽痰即愈。

八风汤

🌀 治中风半身不遂，言语謇塞，口眼㖞斜。先灸脐下三百壮，后服此药永不再发。若不加灸，三年后仍发也。

当归、防己、人参、秦艽、官桂、防风、钗斛、芍药、黄芪、甘草、川芎（xiōng）、紫菀、石膏、白鲜皮、川乌、川羌活、川独活、黄芩、麻黄去节、干姜、远志各等分。

锉（cuò）为末。每服五钱，水酒各半，煎八分，食前服。

钗斛：即金钗石斛。

八风汤

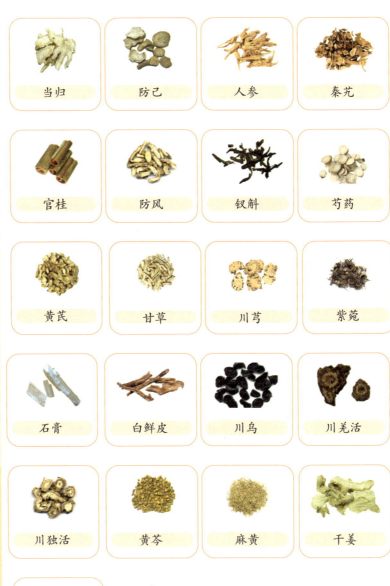

当归	防己	人参	秦艽
官桂	防风	钗斛	芍药
黄芪	甘草	川芎	紫菀
石膏	白鲜皮	川乌	川羌活
川独活	黄芩	麻黄	干姜

远志

八风丹

🌀 治中风，半身不遂，手足顽麻，言语謇塞，口眼㖞斜。服八风汤，再服此丹，永不再发。

大川乌炮、荆芥穗各四两，当归二两，麝香另研五钱。

上为末。酒糊丸，梧子大，空心酒下，五十丸，中风者不可缺此。

八风丹

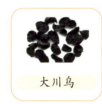

| 大川乌 | 荆芥穗 | 当归 | 麝香 |

三五七散

🌀 治贼风入耳，口眼㖞斜之证。

人参、麻黄去节、川芎、官桂、当归各一两，川乌、甘草各五钱。

上为末。每服二钱，茶下，日三次。

三五七散

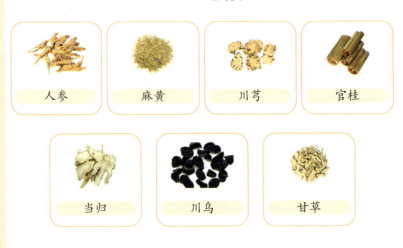

人参　　麻黄　　川芎　　官桂

当归　　川乌　　甘草

华盖散

🌀 治伤寒头痛发热，拘急，感冒，鼻多清涕，声音不清。大能解利四时伤寒，瘟疫瘴气等证。

麻黄浸去沫四两，苍术米泔浸八两，陈皮、官桂、杏仁去皮尖、甘草各二两。

共为末。每服四钱，水盏半，煎八分，食前热服，取汗。

华盖散

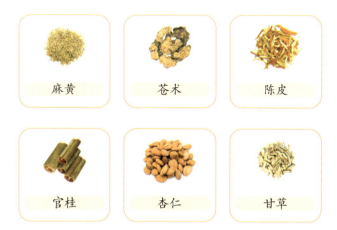

麻黄　苍术　陈皮

官桂　杏仁　甘草

当归柴胡汤

🍂 治伤寒头痛，发热恶寒，肢节痛，吐逆。

柴胡五钱，半夏以生姜一钱同捣二钱，当归一钱，甘草五分。

加姜、枣，以水二盏煎至八分，热服取汗，微微即止。

读书笔记

大通散

🌀 治伤寒胃中有热，或服热药太多，发狂言，弃衣而走，登高而歌，或腹痛下血，但实热者用之，虚人大忌。

大黄、枳实麸炒各二钱，甘草一钱。

水煎空心热服，不利再服，得利即止。

大通散

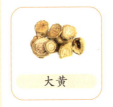
大黄

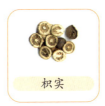
枳实

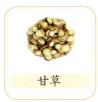
甘草

知母黄芩汤

🌀 治伤寒胃中有热，心觉懊憹（ào náo），六脉洪数，或大便下血。

懊憹：懊恼，烦闷。

知母、黄芩各二钱，甘草一钱。

水煎热服。

知母黄芩汤

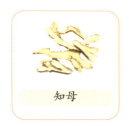

知母

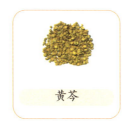

黄芩

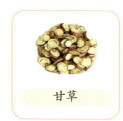

甘草

当归芍药汤

🌀 **治中暑下血，血痢腹痛。**

当归、芍药各二钱。水煎热服。

血痢：痢下多血或下纯血者。

当归芍药汤

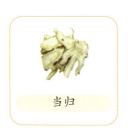

当归

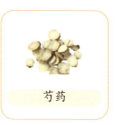

芍药

读书笔记

知母散

☁ 解一切烦热，口干作渴饮水，若系实热，皆以此解之，不损元气。若困倦减食者，乃胃虚发热也，不可服凉药，当以温中为主。

知母 盐水炒，研末 五钱，姜三片。

水一盏煎六分温服。

截疟丹

☁ 治一切疟疾，但疟不宜截，宜补。

硫黄、雌黄 色红出阴山 各一两，砒霜一钱。

为末，入罐内，盐泥封固，阴干，打火三香，冷定取出，醋糊丸梧子大。每服五丸，空心米饮下。凡用砒要将萝卜切去盖，下段挖空入砒，以盖盖好，纸包火煨透存性取出。今此丹系打火炼过，不必萝卜制。

为丸时须研和极匀，若欠匀恐砒有多有少，

多处，或致损伤人命。

建中汤

🌀 治久发疟疾，脾胃虚弱，胸膈腹中饱闷，痞块两胁连心痛，四肢沉重，发热，泄泻，羸瘦等证。

附子炮、白术土炒各二两，芍药酒炒四两，甘草炒、干姜炒、草果去壳炒各一两。

为末。每服五钱水煎热服。

痞块：又称痃癖，腹内结块、伴有胀痛为主要特征的一种疾病。

建中汤

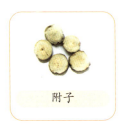
附子

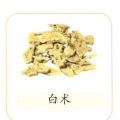
白术

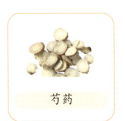
芍药

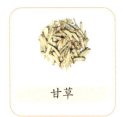
甘草

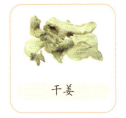
干姜

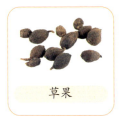
草果

✏️ 读书笔记

二圣散

❧ 治脾胃虚寒，呕吐不食。

硫黄、水银各五两。

共研末同炒，再研细。每服三钱米汤下，小儿一钱，姜汤亦可。炒成青砂头，亦治翻胃膈食，吐痰神效。

桃花丸

❧ 治肠胃虚，下赤白脓，小儿脱肛，极效。

干姜炒、赤石脂煅各二两。

为末。米糊丸，梧子大，米饮下五十丸。

如圣饼

🌀 治大肠冷热不调，下赤白痢，及大人小儿一切积滞。

密陀僧五钱，诃子大者，火煨去核八个，硫黄三钱，轻粉二钱，石燕洗净烧红，酒焠一对。

为末。面糊丸龙眼大，捏作饼。每用一饼，入灰中略煨热，茶清下。

赤白痢：大便中带脓血的痢疾。

石燕：古代腕足动物的壳体化石。

如圣饼

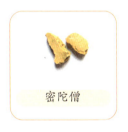

密陀僧

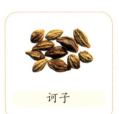

诃子

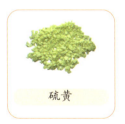

硫黄

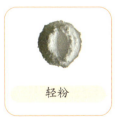

轻粉

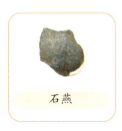

石燕

读书笔记

珍珠散

🌀 治大人小儿霍乱吐泻。

硫黄、滑石各二两。

共为细末。每服二钱，白汤下，不愈再服，小儿一钱。

还睛丹

🌀 治脾肾虚衰，精血不生，致双目成内障。

磁石共为粗末，入罐，打三炷香，冷定取出，研细配后药活者，火煅醋淬七次、硫黄、雄黄、雌黄各二两。钟乳粉、附子、台椒炒出汗各二两。

共为末，醋糊丸梧子大。每服二十丸，空心米饮下，日二服。半月觉热攻眼，勿惧，乃肾气潮眼，阳光复生也。时用两手搓热揉之，揉一番，光明一番，六十日后复明。药尽再服一料。

内障：指发生于眼珠内部的疾病。

📝 读书笔记

拨云散

治上焦壅热，眼目赤肿，疼痛或生翳障，先服洗肝散，后服此药。

荆芥穗、川芎、防风各二两，枳壳麸炒、蝉蜕去翅足、薄荷、龙胆草、甘草各五钱。

共为末。每服二钱，食后服。

洗肝散

治脏火太过，壅热攻目，或翳障疼痛。

大黄二钱，黄芩三钱。

水煎食前服。

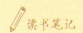

洗肝散

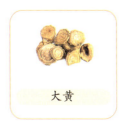

大黄

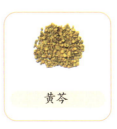

黄芩

睡圣散

人难忍艾火灸痛，服此即昏睡，不知痛，亦不伤人。

山茄花八月收，火麻花八月收。

按：八月中火麻花已过时，恐作七月为是。

收此二花时，必须端庄闭口，齐手足采之。若二人去，或笑，或言语，服后亦即笑，即言语矣。采后共为末，每服三钱，小儿只一钱，茶酒任下。一服后即昏睡，可灸五十壮，醒后再服再灸。

按：山茄子，今谓之风茄儿，其花亦谓之曼陀罗花，火麻即大麻。今圃地所植之黄麻乃是此种。《本草纲目》云：曼陀罗花，生北土，南人亦有栽者。春生夏长，独茎直上，高四五尺，生不旁引，绿茎碧叶，叶如茄叶。八月开白花，凡六瓣，状如牵牛花而大，攒花中折，骈叶外包，朝开夜合。结实圆而有丁拐，中有小子，八月采花，九月采实。花实气味俱辛温有毒，主治诸风及寒湿脚气、惊痫、脱肛等证。相传此花，笑采浸酒饮，令人笑，舞采浸酒饮，令人舞，予尝试之。饮须半酣，更令一人或笑或舞，引之乃验。又云七月采火麻子花，八月采山茄子花，阴干等分为末，热酒调服三钱。少顷，昏昏如醉，割疮、灸火不觉苦痛，盖古方也。今外科所用麻药即是此散，服之并无伤害。

丁香丸

🍃 治宿食不消，时发头疼，腹痛。

丁香、乌梅肉、青皮、肉桂、三棱炮各二两，巴豆去油一两。

为末，米糊丸黍米大，白汤下七丸，小儿三丸。

丁香丸

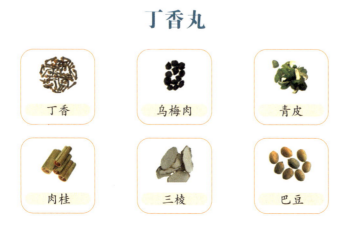

丁香	乌梅肉	青皮
肉桂	三棱	巴豆

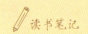
读书笔记

石膏丸

肾厥头痛：肾气上逆所致的头痛。主证头顶痛不可忍，四肢厥冷。

🌀 治肾厥头痛，及肾虚咳嗽，烦闷，遗尿。

石膏、硫黄、硝石合硫黄同研、天南星用生姜一两同捣各一两。

为末，面糊丸梧子大，食前米饮下五十丸，日二次。

石膏丸

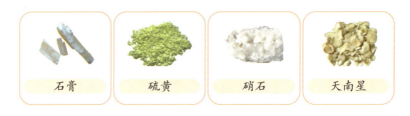

| 石膏 | 硫黄 | 硝石 | 天南星 |

五膈散

冷劳：虚劳病之属虚寒者。

🌀 治肺伤寒，误服凉药，冰消肺气，胸膈膨胀，呕吐酸水，口中如含冰雪，体倦减食，或成冷劳，胸中冷痰，服此皆效。

人参、黄芪_炙、白术、麦冬、官桂、附子_炮、干姜_炒、远志_{去心}、台椒、北细辛、百部_{去芦}、杏仁各等分。

共为末，水煎服四钱。

剪红丸

治远年近月，肠澼下血。

吴茱萸_{去梗}、荆芥穗各二两，川乌一两。

上炒黄色，共为末，醋糊丸梧子大，每服五十丸，空心白汤下。

剪红丸

| 吴茱萸 | 荆芥穗 | 川乌 |

分气丸

💫 治心腹痞闷疼痛，两胁气胀，痰涎上攻，咽嗌不利，能行气，化酒食。

黑丑半生半熟取头末四两，青皮炒、陈皮炒、干姜炮、肉桂各一两。

共为末，水法梧子大。每服三十丸，空心姜汤下。

行气：即调理气机，使机体停滞的气机运行起来，让气滞通畅，又称利气，通气。

阿胶散

💫 治肺虚咳嗽咯血。

牙香炒三两，阿胶蛤粉炒成珠一两。

共为末，每服三钱，姜汤下，日三次。

📝 读书笔记

定风散

🌀 治破伤风及洗头、牙槽等风，牙关紧急，项背强直，角弓反张。若一二日者，服此可治，五七日者难治，须急灸脐下三百壮。

角弓反张：指项背高度强直，使身体仰曲如弓状的一种症状。

川乌炮、防风各二两，雄黄一两。

共为末，每服四钱，水煎，和渣服，日三次，出汗愈。

定风散

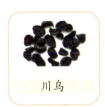
川乌

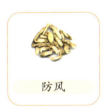
防风

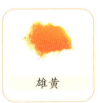
雄黄

槟榔丸

🌀 治小便淋涩不通及血淋、石淋。

槟榔、芍药、苦楝子炒、马蔺花各一两。

共为末。每服四钱，酒煎热服。

血淋：血淋系"六淋"之一，属淋证范畴，以尿血或尿液中夹血为主要症状。

槟榔丸

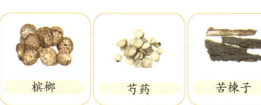

| 槟榔 | 芍药 | 苦楝子 | 马蔺花 |

补宫丸

🐚 治女人子宫久冷，经事不调致小腹连腰痛，面黄肌瘦，四肢无力，减食发热，夜多盗汗，下赤白带，久服且能多子。

当归酒炒、熟地姜汁炒、肉苁蓉酒洗去膜、菟（tù）丝子淘净酒煮，捣成饼，焙干、牛膝酒洗各二两，肉桂、沉香、荜茇（bì bá）去蒂炒、吴茱萸去梗、肉果各一两，真血竭、艾叶各五钱。

共为末，醋糊丸梧子大。每服五十丸，或酒，或白汤任下。

赤白带：指女性带下，其色赤白相杂、味臭者。

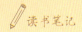读书笔记

胶艾汤

治妇人冲任虚损，月水不调，子宫久冷，腰腹疼痛，赤白带下，或恶露不止。此药能通经络，活死血，生新血。

阿胶蛤粉炒成珠、艾叶、当归、白芍、川芎、熟地各二两，甘草、干姜各五钱。

共为末，每服四钱，水煎和渣热服，戒怒气一月。

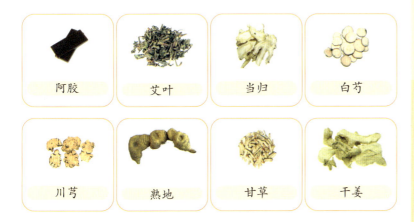

胶艾汤

| 阿胶 | 艾叶 | 当归 | 白芍 |
| 川芎 | 熟地 | 甘草 | 干姜 |

恶露不止：产后恶露持续3周以上，仍淋漓不尽，称为恶露不止，又称恶露不尽、恶露不绝。

✎ 读书笔记

地血散

❧ 治妇人心血间有热，饮食不减，起居如常，但发烦热。

茜草、当归、白芍、乌梅、柴胡、知母各一钱。每剂加姜三片，水煎温服。

地血散

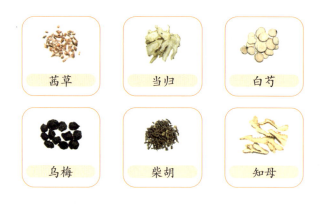

| 茜草 | 当归 | 白芍 |
| 乌梅 | 柴胡 | 知母 |

碧霞散

❧ 治痰涎壅盛卒仆（cù pū），或发惊搐，一切急症，服此吐痰。

卒仆：卒通猝，突然跌倒。

猪牙皂角炙去皮弦、铜青另研、大黄生用、金线重楼即金线钓虾蟆（há má），制法见"附：金钱重楼治证"各五钱。

上为末。每服一钱，小儿三五分，白汤灌下。牙关紧者，鼻中灌下，吐痰立愈。

万灵膏

🍂治小儿疳瘦腹胀，水泻多消。

香附一两，青皮、川黄连、肉桂、巴豆去油、砂仁、肉果各五钱。

上为末，醋糊丸黍米大。每用三五七丸温水下。

万灵膏

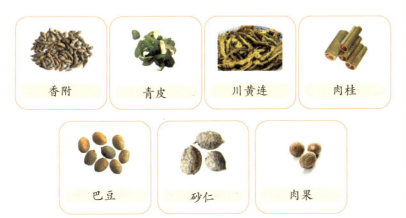

| 香附 | 青皮 | 川黄连 | 肉桂 |

| 巴豆 | 砂仁 | 肉果 |

读书笔记

育婴丹

治小儿面黄肚大，青筋作泻及五疳诸积，健脾进食。

上好白蜡入铫（diào）顿化，倾入碗内七次一两二钱，朱砂飞净，心疳用之、赤石脂火煅，脾疳用之、青黛肝疳用之、寒水石用泥罐上下盖定火煅，肺疳用之、牡蛎火煅，肾疳用之各一钱。

先将白蜡研碎，后加各经引药，共研细末，分作十帖。每用鸡蛋一枚，开一小孔，去黄留清，入药一帖，搅匀，纸封口，或蒸，或用火煨，任意食之，酒饭无忌。

五疳：即心疳、肝疳、脾疳、肺疳、肾疳。

柳青饼

治小儿惊风，清膈化痰，降热火。

防风、薄荷、桔梗炒各一两，甘草炙、青黛净各五钱，冰片四分。

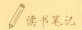
读书笔记

共为末，蜜丸芡实大，或捏作饼姜汤下。

朱砂丸

🌀 治小儿膈热消痰。

半夏制、辰砂各五钱，杏仁去皮三十粒。

共为末，蒸饼丸梧子大。每服十丸，或五七丸，食后薄荷汤下。

朱砂丸

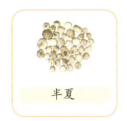
半夏

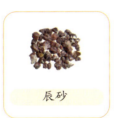
辰砂

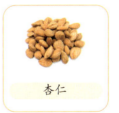
杏仁

读书笔记

醒脾丸

🌀 治久疟不瘥。

川乌姜汁浸去黑皮，切片五两，大蒜煨去皮三两。

共为末，醋糊丸梧子大。每服二十丸，米饮下，小儿量减。

夺命丹

治中风左瘫右痪半身不遂，口眼㖞斜，言语謇涩。

川乌酒煮、苍术米泔浸各四两。

共为末，酒糊丸梧子大，空心服十五丸，忌见风，暖盖出汗。

脱衣散

治汗斑及紫白癜风。

附子、硫黄各五钱。

共为末，姜汁调，以茄蒂蘸（zhàn）擦三四

左瘫右痪：半身不遂的症状，在左侧者称左瘫，发于右侧肢体者称右痪，属于中风的范畴。

汗斑：即花斑糠疹，旧称花斑癣，俗称汗斑，是由马拉色菌感染表皮角质层引起的一种浅表真菌病。

紫白癜风：又名汗斑。以初起呈斑点状，久而变大融合成片，呈紫色或灰白色，边缘较清楚，可脱细屑，冬轻夏重为特征。

214

次全愈。

百花散

治腿肚血风臁（lián）疮，小儿蝼蛄疖（lóu gū jiē），或耳底出脓，瘰疬痔漏。

川乌五两捣为末。凡一切疮毒，以麻油调涂，湿者干糁，耳中出水吹入，牛马六畜疮皆可治，人家合酱入此末五钱，不生虫蛆。

臁疮：发生于小腿下 1/3 胫骨脊两旁（臁部）肌肤之间的慢性溃疡。

附：金线重楼治证

金线重楼俗名金线钓虾蟆，采得去外黑粗皮，用石头打碎，勿见铁器。

晒干为末，小罐收贮。凡一切要吐痰涎之证，用代瓜蒂最妙。

一治风痰结胸，用一钱，阴阳水和服，吐去痰即愈。

结胸：因邪气内结，胸腹胀满疼痛，手不可近之证。

阴阳水：一半凉水加一半的沸水，可用于术法或者中医的药引子。古方中需取天上未沾地的雨水，和从未见天日的井水、地下水。

215

一治伤食成疟疾者，用一钱，临发，空心水和服，一吐即愈。

一治禁口痢疾，凉水和服一钱，吐痰即愈。

神治诸般风气灵膏

红砒一斤入罐化汁，用金头蜈蚣、全蝎末投砒内，以砒不起烟为度。又以砒用槐角子一斗煮三昼夜，水干为度，上以土筑实，封固，火煅锅通红，死砒脆白化成汁。用砒一两，配前金液硫一两，共研为末，摊于膏药贴患处。

汗斑神效方

黑芝麻一撮，碱汁半杯。

按字书无"碱"字系俗人所造，正写作"礆"字。

将芝麻研细入碱汁，煎数沸，搽之即愈。